Ich hasse meinen Krebs!

Marina Roggenkamp

Marina Roggenkamp

Ich hasse meinen Krebs!

Eine schonungslos offene Abrechnung mit einer brutalen Krankheit

Autobiografie

DeBehr

Herausgeber: Verlag DeBehr, Radeberg
Erstauflage: 2015
ISBN: 9783957531902

Ich sitze auf einem Stuhl vor einem Lungenspezialisten und denke darüber nach, was der Arzt mir da gerade gesagt hat. Hatte dieser wirklich gerade gesagt, dass ich einen acht Zentimeter langen, schon faustgroßen Tumor in meiner Lunge habe, direkt an meinem Herzen? Ich hebe meinen Blick, schaue dem Arzt in die Augen, sage aber kein Wort.

»Haben Sie verstanden, was ich Ihnen gerade gesagt habe?«, fragt der Arzt mich nun fast gütig.

»Ja!« antworte ich mechanisch, »aber was haben Sie erwartet? Dass ich jetzt hier aus dem Fenster springe? Außerdem glaube ich Ihnen das nicht. Ich habe keinen Lungenkrebs. Bitte machen Sie noch mal neue Röntgenaufnahmen von meiner Lunge«, sage ich zu ihm.

Mitleidig schaut er mich an. »Sie haben mir etwas zu ruhig reagiert auf die Diagnose, das kenne ich von den Patienten anders, deshalb meine Frage. Es tut mir leid, es besteht keinerlei Zweifel: Sie haben ein bösartiges, kleinzelliges Lungenkarzinom und es ist Eile angesagt, große Eile!«

DREI MONATE ZUVOR:

Ich hustete wie ein Weltmeister, ich glaubte, dass ich eine Erkältung hätte und ging deshalb damit zu meiner Hausärztin, denn diese Husterei nervte mich total. Wenn ich telefonierte und/oder etwas mehr sprach, dann wurde es ganz schlimm, dann kam ich aus dem Husten überhaupt nicht mehr heraus. Erst wenn ich dann eine ganze Weile nichts mehr sagte, beruhigte sich das Husten wieder. Ich sagte zu meiner Hausärztin, dass ich wahrscheinlich eine Erkältung hätte und dass sie mir doch bitte ein Medikament gegen diesen blöden Husten geben solle.

»Wir machen gleich noch einige weitere Untersuchungen!«, sagte sie, hörte dann meine Lunge ab und sagte, dass da alles in Ordnung sei. Daraufhin untersuchte sie noch mein Blut, woraus dann hervorging, dass ich irgendeine Entzündung im Körper haben müsste. Die Entzündungswerte im Blut liegen normalerweise bei 25, und meine waren auf 54 angestiegen, also viel zu hoch. Sie verschrieb mir nun ein Antibiotikum, dieses nahm ich auch ganz brav. Jedoch ließ der Husten einfach nicht nach und nervte mich immer mehr.

Nach einigen Tagen des vergeblichen Wartens, dass meine Husterei endlich aufhört, ging ich dann noch mal zu meiner Hausärztin. Sie gab mir daraufhin eine Überweisung zum Röntgen; das schob ich allerdings erst einmal vor mich her.

Meinen Husten bekämpfte ich nun erst mal selbst mit pflanzlichen Mitteln aus der Apotheke. Ich probierte einen pflanzlichen Hustensaft nach dem anderen aus, nichts jedoch half. Zwischendurch ließ ich mich auch mal wieder bei meiner

Hausärztin sehen. Wieder hörte sie die Lunge ab und sagte, dass ich vorerst nicht zum Röntgen muss, eventuell auch gar nicht.

Nach nun fast drei Monaten ging mir die Husterei so extrem auf die Nerven, dass ich mich dazu entschloss, nun aber doch zum Röntgen zu gehen. Meine Hausärztin war zu diesem Zeitpunkt in Urlaub, doch hatte ich ja noch die Überweisung, die sie mir gegeben hatte. Also fuhr ich in eine nahe gelegene Klinik zu einem Radiologen. Bei diesem angekommen, kam ich, obwohl ich keinen Termin hatte, sofort dran. Ich erklärte dem Arzt, dass ich seit drei Monaten Husten habe und diesen einfach nicht los bekäme. Daraufhin sagte er: »Gut dann machen wir jetzt erst einmal eine Röntgenaufnahme Ihrer Lunge.«

Auf den Röntgenbildern sah er sofort, dass da wohl irgendetwas wächst, was da nicht hingehört. »Haben Sie Zeit?«, fragte er mich nun.

»Ja, warum?«, fragte ich zurück.

»Gut!«, sagte er, »dann machen wir gleich noch eine Aufnahme mit einem Kontrastmittel, dann kann ich genauer erkennen, was los ist.«

Also noch eine Aufnahme – dieses ganze Tohuwabohu um meinen lächerlichen Husten nervte mich schon wieder total. Ich hasse Untersuchungen und all diesen Klimbim mit den Ärzten. Aber nun war ich schon mal hier, also machten wir noch eine Aufnahme mit Kontrastmittel. Nachdem er auch diese Bilder angeschaut hatte, sagte er, er müsse mich sofort zu einem Lungenspezialisten überweisen und diesen sollte ich auch umgehend aufsuchen. Er sagte mir allerdings nicht, was er gesehen hatte, nur eben, dass dort etwas wächst, was dort nicht hingehört. Komischerweise fragte ich auch gar nicht nach ...

Und dann saß ich vor dem Lungenspezialisten und der sagte mir, dass ich einen bösartigen, kleinzelligen Lungen-Karzinom-Tumor in meiner Lunge habe, was immer dieses Karzinom auch bedeuten mag. »Sie müssen umgehend in eine Klinik!«, sagte er nun und gab mir eine Überweisung für die Uniklinik Erlangen. Am selben Tag noch sollte ich dort erscheinen. Der Arzt rief auch sofort dort an und sagte, dass er jetzt noch eine Patientin vorbeischicke, bei der wirklich Eile angesagt sei. Der Arzt überreichte mir noch die Unterlagen für die Aufnahme in die Uniklinik Erlangen und ich verabschiedete mich von ihm.

Ich ging zu meinem Wagen und fuhr nun in die Uniklinik. Bei der Anmeldung musste sich erst einmal warten. Und dann saß ich da und wartete und wartete und wartete ... Diese Warterei regte mich schon wieder auf. Ich hasse Krankenhäuser und alles, was damit zu tun hat.

Nach ewig langer Zeit wurde ich endlich aufgerufen. Schon beim Betreten des Ärztezimmers sagte ich zu dem hier versammelten Team, sie mögen doch bitte nochmals Röntgenbilder von meiner Lunge machen, weil ich nicht glaube, dass ich Lungenkrebs habe.

»Wir machen sowieso noch mal unsere eigenen Röntgenbilder!«, gaben sie mir zur Antwort, »aber das wird Ihnen gleich alles der Chefarzt sagen, er wird Ihnen alles erklären.«

Also saß ich wieder bestimmt zehn Minuten herum und wartete. Furchtbar diese Warterei, da könnte ich wirklich die Krise kriegen und zornig werden.

Endlich betrat der Chefarzt das Zimmer. Er wirkte ziemlich hektisch, dadurch war er mir nicht gerade sehr sympathisch, schließlich ging es hier nicht um eine Kleinigkeit. Auch wiederholte ich sofort, was ich gerade schon seinen Mitarbeitern gesagt hatte. Nun setzte er sich doch mir gegenüber, wurde etwas ruhiger und nahm sich Zeit für mich. Er schaute sich die Bilder an, schaute mich an und sagte zu mir: »Es tut mir leid, Ihnen das sagen zu müssen, aber es besteht anhand der Röntgenbilder definitiv kein Zweifel an der Diagnose. Sicherlich machen wir nochmals ganz spezielle Aufnahmen, aber die Diagnose Lungenkrebs ist richtig und steht fest! Haben Sie geraucht?«, fragte er mich jetzt.

»Ja, habe ich und tue es noch – gerne sogar!«, gab ich dem Chefarzt zur Antwort.

»Dann würde ich Ihnen raten, dies zukünftig zu lassen. Rauchen ist eine ganz gefährliche Droge, die immer und immer wieder von den Menschen unterschätzt wird.«

›Warum soll ich aufhören zu rauchen?‹, fragte ich mich in Gedanken, wo ich doch gar keinen Lungenkrebs habe. Es wollte mir einfach nicht in den Kopf, denn bis auf diese blöde Husterei war ich doch kerngesund. Das konnte einfach nicht sein! ›Der spinnt doch total‹, denke ich. ›Lass die erst mal ihre eigenen Röntgenbilder machen, dann werden sie schon sehen, dass das mit dem Lungenkrebs ein Irrtum ist.‹

»Und noch etwas«, unterbrach der Chefarzt nun meine Gedanken, »es ist bei Ihnen absolute Eile angesagt. Der Tumor hat bereits die acht Zentimeter erreicht, ist also schon faustgroß und liegt direkt an Ihrem Herz, wie die Röntgenbilder hier zeigen. Wir müssen reagieren und zwar umgehend. Sie bleiben am besten gleich hier. Erst einmal nehmen wir Sie auf, dann machen wir alle erforderlichen Untersuchungen und einige spezielle Röntgenaufnahmen und dann entscheiden wir, was zu tun ist.«

Ich hebe meinen Kopf und schaute dem Arzt nun direkt in die Augen. Langsam begann ich zu realisieren, dass es der Chefarzt wirklich ernst meinte und dass dieser davon überzeugt war, dass die Diagnose richtig war. Was mich jetzt wunderte, war, dass ich extrem ruhig blieb – innerlich wie äußerlich. Ich habe immer gesagt dass ich keine Angst vor dem Sterben habe. Genauso schien es wohl auch zu sein.

»Rufen Sie bitte auf der Station an!«, sagte der Chefarzt nun zu einer der Schwestern, »und fragen Sie nach, ob sie noch heute eine Patientin aufnehmen können.«

Die Schwester tat wie ihr geheißen, teilte dem Chefarzt dann aber mit, dass die Station erst in drei Tagen ein Bett frei haben würde. Der Chefarzt seufzte. »Also gut«, sagte er, »dann eben erst in drei Tagen. Bis dahin können Sie auch noch alle ihre privaten Dinge regeln!«, wandte er sich jetzt wieder an mich. Er stand auf, gab mir die Hand: »Also dann bis in drei Tagen.« Dann drehte er sich um und verließ den Raum. Die Schwestern übergaben mir noch die Unterlagen für die Aufnahme und verabschiedeten sich von mir mit dem Satz: »Wir wünschen Ihnen ganz viel Glück, Frau Roggenkamp!«

Mit gemischten Gefühlen verließ ich die Klinik. Ich glaube, so ganz hatte ich es noch immer nicht realisiert, dass ich Lungenkrebs haben sollte. Sonst wäre ich doch sicherlich nicht so gelassen und ruhig, überlegte ich. So sehr ich es auch versuchte, es wollte mir einfach nicht in den Kopf. ›Was mache ich nun?‹, überlegte ich. ›Sage ich es schon meiner Familie und meinen Freunden oder warte ich erst einmal ab, was bei den Röntgenaufnahmen in der Uniklinik Erlangen herauskommt? Ist aber auch blöd‹, überlegte ich, ›dann bin ich ja schon stationär. Also doch vorher was sagen.‹ Einen Freund hatte ich nicht. Ich war zu diesem Zeitpunkt bereits seit zwei Jahren allein, lebte in einer Zweizimmerwohnung, in wunderschöner Natur gelegen.

An meinem Wagen angekommen, setzte ich mich in mein Auto, automatisch griffen meine Finger zur Zigarette, nur einen kurzen Augenblick zögerte ich, dann steckte ich mir die Zigarette an. Mit großem Genuss zog ich den Rauch in meine Lunge und pustete diesen dann ebenso genüsslich wieder aus. Ich rauche gerne und mir schmeckt die Zigarette. ›Wenn ich in der Klinik bin und der Lungenkrebs sich doch bestätigen sollte, kann ich ja immer noch aufhören‹, überlegte ich.

Ich drehte den Zündschlüssel herum, mein Wagen sprang an und ich fuhr los. Nach Hause ging es nun durch wunderschöne Natur. Wo ich auch hinschaute, überall Feld, Wald und Wiesen. Alles war grün und blühte. Ich liebe die Natur, den Geruch von frisch gemähtem Gras, die Blumen und die Tiere. Ich fragte mich nun, wie lange ich wohl all das noch riechen, spüren, erleben und schmecken könne. Musste ich nun sterben? ›Selbst wenn‹, dachte ich, ›das Sterben macht mir nichts aus, nur schnell soll es gehen, bloß nicht dahin vegetieren, das wäre das Schlimmste für mich. Im Bett zu liegen, sich nicht mehr rühren zu können, aber alles noch mitzubekommen ... Das ist der schlimmste Albtraum für mich.‹

Meine Mama würde ich wohl als Erstes anrufen, überlegte ich, während ich durch die wunderschöne Natur fuhr. ›Nur, wie sage ich es ihr? Wie bringe ich ihr das am schonendsten bei? Ich habe keine Ahnung, wie das gehen soll. Wir wohnen alle ziemlich weit auseinander, meine Familie und ich, so bin ich gezwungen, es allen telefonisch mitzuteilen. Für meine Mama würde es wohl am schwersten werden, da ihr Lebensgefährte auch Krebs hat. Und meine Geschwister ... Wie würden sie wohl darauf reagieren?

Noch drei Tage, und in diesen drei Tagen, da hatte der Chefarzt wohl recht, musste ich alles Mögliche regeln und erledigen. Auch den Papierkrieg mit den Behörden – denen musste ich ja nun auch mitteilen, dass ich in der Klinik wegen Krebs sein würde. Allein dieser Papierkrieg machte mich schon wahnsinnig, allein beim Gedanken daran kriegte ich schon wieder die Krise.

Nun bin ich zu Hause angekommen, ziehe meine Jacke aus und lasse mich erst einmal in den Sessel fallen. Dann greife ich zum Telefonhörer und wähle die Nummer meiner Mama. Ein Freizeichen ertönt, mein Herz klopft. ›Wie wird sie reagieren?‹, frage ich mich wieder. »Hallo«, kommt es dann vom anderen Ende der Leitung, doch es ist nicht meine Mutter, sondern Heinz, ihr Lebensgefährte. »Heinz«, sage ich, »du musst jetzt für die Mama sehr stark sein!«

»Warum?«, fragt er mich, »was ist passiert?«

»Ich muss euch jetzt etwas Schlimmes mitteilen«, sage ich. Heinz lauscht in den Hörer, sagt aber nichts.

»Heinz!«, fange ich an zu sprechen, »ich habe Lungenkrebs!«

Sofort fängt Heinz an, zu schluchzen und ruft nach meiner Mama. »Inge!«, ruft er, »Inge, komm doch bitte mal ans Telefon!«, und er weint dabei bitterlich. »Marina ist dran«, sagt er weinend zu meiner Mama, »sie hat Lungenkrebs!« Und seine Tränen finden kein Ende. Dass Heinz so reagiert, hätte ich nie erwartet, er tat mir in der Seele leid. Wo er doch selbst Krebs hat und nun komme ich auch noch mit dieser Krankheit.

Meine Mama ist seit 28 Jahren mit ihm zusammen, die beiden lieben sich sehr und hängen sehr aneinander. Man sieht den einen nie ohne den anderen. Heinz ist ein herzensguter, lieber und fürsorglicher Mensch. Es tut mir so leid, dass er so bitterlich weint. Aber ich kann es nicht ändern, ich habe nun mal Lungenkrebs. Es wäre mir auch lieber gewesen, ihm das nicht sagen zu müssen. Meine Mama kommt ans Telefon. »Marina, was hat Heinz da gerade gesagt? Du hast Lungenkrebs?«

»Ja!« antworte ich ihr, »ich habe Lungenkrebs. Macht euch aber mal keine Gedanken«, füge ich schnell hinzu, »es macht mir gar nicht so viel aus. Ich habe kein Problem damit zu sterben, ich will nur nicht dahinvegetieren ... das auf gar keinen Fall!«

Auch meine Mama weint nun bitterlich.

»Ihr müsst nicht weinen!«, sage ich, »ändern kann ich es sowieso nicht mehr.«

Wir wechseln nur noch ein paar kurze Worte miteinander, sie sollen sich erst einmal an den Gedanken gewöhnen. Also lege ich auf. Schade, dass wir so weit auseinander wohnen, meine Familie und ich. Es kann wirklich niemand mal schnell auf einen Sprung bei mir vorbeikommen. Außerdem bin ich zurzeit auch noch arbeitslos. Die Firma, in der ich fünf Jahre beschäftigt war, ist pleitegegangen. Seit einem dreiviertel Jahr bin ich nun schon vergeblich auf Jobsuche. In meinem Alter etwas zu finden, ist gar nicht so einfach – wenn denn überhaupt noch möglich –, und nun kommt auch noch diese Krankheit dazu. Ich bin 50 Jahre alt, da gehört man auf dem Arbeitsmarkt schon zum alten Eisen und hat kaum mehr eine Chance, einen Job zu bekommen.

Nun telefoniere ich erst einmal einen nach dem anderen ab. Zunächst einmal alle meine Geschwister, sofern ich sie denn erreiche. Wir sind drei Mädchen und zwei Jungs.

Meine Mama hatte meine Geschwister bereits informiert – wahrscheinlich sofort nach unserem Gespräch. Wirklich jeden in der Familie hat sie angerufen, wie ich nun erfahre.

Alle sind sehr betroffen. Auch bei meinen Geschwistern fließen viele Tränen. »Du bist doch noch so jung!«, sagen sie.

Na ja, so jung bin ich nun auch nicht mehr mit meinen 50 Jahren. Zu jung zum Sterben sicherlich, aber 50 war auch schon ein stolzes Alter. Ich erzähle ihnen, dass der Tumor bereits acht Zentimeter groß ist und dass er sehr nahe am Herz liegt, was auch erklärt, warum ich in den letzten drei Monaten scheinbar grundlos zweimal ohnmächtig geworden bin. Das konnte nur mit dem Tumor zusammenhängen. Zum Glück war ich da jedes Mal zu Hause gewesen. Und beide Male wurde mir auf einmal ganz komisch, total schwindelig, aber irgendwie anders als sonst, es wird einem ja immer schon mal etwas übel und schwindelig, durch Hitze oder so ... Aber da war es anders. Und so torkelte ich in Richtung Schlafzimmer, konnte mich gerade so bis zu meinem Bett schleppen und dann wurde es dunkel um mich. Beide Male war ich erst am nächsten Morgen wieder zu mir gekommen. Das war ein echt komisches Gefühl. Vor allen Dingen nicht zu wissen, wodurch das Ganze kam. Aber da ich kein Arztgänger bin, war ich dem auch nicht nachgegangen. Nun würde sich ja letztendlich im Krankenhaus entscheiden, was passiert ist und wie die Sache wirklich aussieht.

Nach den Telefonaten überlege ich, zu meinen Vermietern hoch zu gehen, um auch ihnen zu erzählen, dass ich Lungenkrebs habe. ›Nein‹, entscheide ich, ›ich kann auch morgen noch zu den beiden gehen.‹

Irgendwie mache ich mir über meinen Lungenkrebs überhaupt keine Gedanken. Ich setze mich auf meine Couch, schalte den Fernseher an – so, als sei nichts geschehen, so, als hätte mir heute niemand erzählt, dass ich Lungenkrebs habe. Irgendwann mache ich dann den Fernseher aus und gehe in mein Bett.

Am nächsten Morgen läuft alles ab wie sonst auch. Ich stehe auf, mache mir einen Kaffee, esse eine Scheibe Brot mit Marmelade und nach dem Frühstück stecke ich mir, wie jeden Morgen, zu meinem leckeren Kaffee genüsslich eine Zigarette an. Ich rauche wirklich gerne, und das seit ich 16 Jahre alt bin. Jede Zigarette genieße ich, stets bei einem leckeren Kaffee, nach dem Essen und natürlich bei geselligen Abenden mit Freunden. Ich rauche eine Packung am Tag, wenn ich am Abend ausgehe und Bier trinke, dann auch mal mehr. Natürlich weiß man, dass Menschen vom Rauchen Lungenkrebs bekommen können. Aber wer denkt denn schon daran, dass es einem selbst auch mal treffen könnte? Da nimmt man sich doch lieber an den Menschen ein Beispiel, die bis ins hohe Alter geraucht haben und denen auch nichts passiert ist.

Nach dem Frühstück gehe ich mal rüber zu Jasmin und Paul, überlege ich. Diese wohnen nur zwei Straßen weiter. Sie gehören auch zu meinen ›Freunden!‹, auch den beiden muss ich mitteilen, dass ich Lungenkrebs habe. Mist, das Arbeitsamt muss ich ja auch noch informieren, denke ich. Und doch: Es ist wirklich sehr verwunderlich, dass die Diagnose Lungenkrebs mich überhaupt nicht berührt. Als hätte man mir gesagt, dass ich einen Schnupfen habe. Das Einzige, was mich wirklich nervt an dieser ganzen Geschichte, ist dieser blöde Husten – je mehr ich spreche, desto mehr muss ich husten. Also vermeide ich es schon seit fast drei Monaten, viel zu sprechen.

Ich verwerfe mein heutiges Tagesprogramm wieder und fahre doch erst einmal mit Krümel zum Arbeitsamt (Krümel heißt mein Auto). Vorher aber gehe ich noch schnell duschen, dann setze ich mich in meinen Krümel. Vielleicht kommt der Schock über diese Diagnose, wenn ich in der Klinik bin, überlege ich, während ich auf dem Weg zum Arbeitsamt bin.

Dort angekommen lässt mich meine Sachbearbeiterin, obwohl niemand in ihrem Büro ist, bestimmt 20 Minuten warten. Da könnte ich ihr schon wieder den Hals umdrehen. Wir sind uns beide wirklich ungemein sympathisch – ironisch gemeint! Ich habe mit ihr im letzten Dreivierteljahr nur genug Ärger gehabt. Ich beherrsche keine Fremdsprachen, also wollte ich jetzt eine lernen, da dies meine Chancen auf einen Job verbessert hätte. Ich habe die Sachbearbeiterin also gefragt, wie es da mit der Kostenübernahme aussieht. Diese schlug mir tatsächlich vor, ich könne mich ja aus der Arbeitslosigkeit abmelden und dann einen Sprachkurs belegen. Ich war vielleicht sauer! Ich fragte sie natürlich, wovon ich denn dann leben sollte. Worauf sie keine Antwort gab. Sie und ich waren uns sowieso von Anfang an total unsympathisch. Wenn jemand meint, er könne mich an der Nase herumführen, werde ich böse. Als ich nach 29 Jahren arbeitslos wurde und das erste Mal zu dieser Sachbearbeiterin musste, wollte sie mich gleich in eine dieser Arbeitsbeschaffungsmaßnahmen stecken, worauf ich zu ihr sagte, dass ich nicht aus der Statistik gestrichen werden will, sondern einen Job suche. Die Sachbearbeiterin jedoch behauptete, dass ich in einem solchen Fall nicht aus der Statistik raus fallen würde, worauf ich stinksauer zu ihr gesagt habe, dass ich nicht blöd bin, nur weil ich arbeitslos geworden bin. Ich weiß ganz sicher, dass man beim Antreten einer Arbeitsbeschaffungsmaßnahme aus der Statistik raus fällt. Daraufhin schwieg sie. Seitdem waren wir uns natürlich super sympathisch und wo immer sie konnte, versuchte sie mir eins auszuwischen. Da ich das aber wusste und ganz bestimm nicht doof bin, habe ich mich vorher wegen allem rechtlich abgesichert und informiert. Also konnte sie mir gar nichts, egal was sie auch versuchte. So habe ich zum Beispiel, wenn ich denn mal krank war, immer eine Krankmeldung gehabt, wenn ich andere Termine hatte, habe ich immer rechtzeitig beim Arbeitsamt schriftlich den Termin verschoben und Ähnliches. In den letzten Monaten meiner Arbeitslosigkeit habe ich insgesamt 635 Bewerbungen geschrieben. Die meisten am PC per E-Mail. Ich hatte mir eine Liste aus dem Internet ausgedruckt, auf der enorm viele Firmen standen. Diese hatte ich dann alle per E-Mail nach und nach angeschrieben und im Anhang meine Bewerbungsunterlagen mitgeschickt. Auch per Post habe ich eine ganze Menge verschickt. Ich habe mich nicht einmal regional eingeschränkt, sondern mich in ganz Deutschland beworben. Trotzdem habe ich nicht eine einzige Einladung zu einem Vorstellungsgespräch erhalten. Und dann hatte ich mal wieder einen Termin beim Arbeitsamt bei meiner Lieblingssachbearbeiterin. Sie wollte meine Unterlagen sehen, wollte wissen, wo ich mich bisher und vor allen Dingen, ob ich mich bei Firmen beworben hatte. Ich nahm an diesem Tag meinen ganzen Stapel Papiere mit und legte ihr diesen vor die Nase. Sie schaute sich die Unterlagen an und sagte zu mir: »Bewerben tun Sie sich ja wirklich viel, vielleicht liegt es ja an Ihrer Person, dass es nichts wird.« Was für eine unqualifizierte Aussage! Ich schluckte meinen Ärger herunter und sagte nur, aber mit einer gewissen Ironie und Arroganz in der Stimme: »Das kann ja wohl nicht sein, dass es an meiner Person liegt, denn bisher hatte ich ja überhaupt noch kein einziges Vorstellungsgespräch. Wie kann es da an meiner Person liegen?« Auch da verstummte sie wieder, wahrscheinlich weil ihr genau in dem Moment aufgegangen war, was sie da wieder für einen Mist erzählt hatte. Dann war ich in den letzten Monaten durch meine Husterei und durch meine Bandscheiben-Probleme drei oder vier Wochen krankgeschrieben und meine Lieblingssachbearbeiterin beim Arbeitsamt behauptete doch glatt, ich würde nur simulieren. Daraufhin platzte mir endgültig der Kragen und ich schrieb an unsere Arbeitsministerin. Ich war so was von geladen und dementsprechend fiel auch der Brief und meine Beschwerde über meine Sachbearbeiterin aus. Ich hatte diesen per Einschreiben mit Rückschein geschickt, damit ich auch sichergehen konnte, dass er zumindest von irgendjemanden wahrgenommen wird. Die Arbeitsministerin oder deren Stellvertreterin schickte dann tatsächlich diese meine Beschwerde mit einem Brief an das für mich zuständige Arbeitsamt zurück, woraufhin die Sachbearbeiterin von ihrem Chef eins aufs Dach bekam. Seitdem verstanden wir uns natürlich noch besser als vorher! Und nun musste ich dieser Frau auch noch mitteilen, dass ich Krebs habe.

Nach circa 20 Minuten bittet sie mich gnädig herein. »Sie wissen, dass Sie heute keinen Termin haben!«, begrüßt sie mich.

Da sie mich schon wieder so blöde begrüßt, beschließe ich, ihr nicht zu sagen, dass ich Krebs habe. »Ja, das weiß ich!«, gebe ich ihr zur Antwort. »Aber es ist wichtig. Ich bin seit gestern krankgeschrieben und ich muss ins Krankenhaus.«

»Sie sehen aber recht gesund aus!«, gibt sie mir spitz zurück.

Ich kann diese arrogante, überhebliche Person einfach nicht ab, denke ich. Meinen Ärger über ihre blöde Bemerkung schlucke ich jedoch hinunter. Lächelnd antworte ich ihr: »Danke, aber in meinem Fall trügt leider der Schein. Schon übermorgen muss sich ins Krankenhaus.« Sie fragt mich nicht, was ich habe, weil sie genau weiß, dass ich es ihr sowieso nicht sagen würde. Dafür drückt sie mir mindestens fünf Seiten Formulare in die Hand. »Diese füllen Sie bitte aus und senden sie dann wieder an uns zurück. Des Weiteren benötigen wir natürlich auch noch eine Krankmeldung von Ihnen!«, sagt sie.

»Natürlich!«, sage ich, nehme die Formulare, verabschiede mich von ihr und verlasse, ohne ihr zu sagen, was ich für eine

Krankheit habe, das Büro.

Nachdem ich hinter mir die Tür geschlossen habe, huscht ein breites Grinsen über mein Gesicht, weil ich genau weiß, dass sie vor Neugierde vergeht, aber genau wusste, dass ich ihr zur Antwort gegeben hätte, dass sie das nichts angeht. Da hat sie sich lieber auf die Zunge gebissen als mich zu fragen. Allerdings nervt es mich schon wieder, diese blöden Formulare ausfüllen zu müssen. Diese Bürokratie in Deutschland – für jeden Pups muss man 25 Seiten Formulare ausfüllen. Das ist doch echt zum Kotzen! In Deutschland gilt wirklich der Spruch: Warum einfach, wenn es auch extrem umständlich geht.

Ich mache mich jetzt aber erst mal auf den Weg nach Hause zu meinen Vermietern; diese wohnen direkt über mir. Das sind auch sogenannte ›Freunde‹. Es wird sich in den nächsten Monaten herausstellen, wer meine wirklichen und wahren Freunde sind. Habe ich überhaupt Freunde?

Zu Hause angekommen stelle ich meinen Wagen ab und klingle bei meinen Vermietern. Ich habe Glück, sie sind beide da. »Hey«, sage ich, »wollen wir zusammen einen Kaffee trinken? Ich habe euch etwas zu sagen.«

»Ja!«, sagen sie: »Komm rein, Marina!«

Wir setzen uns in die Küche, wo wir schon oft zusammengesessen haben. Meine Vermieterin gibt mir einen Kaffee und fragt: »Was gibt es denn so Wichtiges, Marina?«

»Setzt Euch besser erst mal«, sage ich.

»Hui!«, sagt meine Vermieterin. »Ist es so schlimm?«

»Ich will nicht lange um den heißen Brei herumreden,« schaue ich die beiden an und sage: »Ich habe Lungenkrebs!«

Beide wirken recht gefasst und gelassen. Aus meiner Sicht

scheint es, als habe es sie nicht sonderlich berührt. Aber ich weiß es nicht genau, da ja jeder anders mit einer solchen Offenbarung umgeht.

»Und wie soll es nun weitergehen?«, fragt mein Vermieter mich.

»Morgen komme ich ins Krankenhaus, dann machen sie sämtliche Untersuchungen und dann entscheiden sie, was zu tun ist ... ob sie operieren oder was sie sonst machen wollen.«

»Morgen schon!«, sagt meine Vermieterin.

»Ja, der Arzt sagt, es sei Eile angesagt.«

»Und du hast die ganzen vergangenen Monate davon nichts gemerkt?«, fragte mein Vermieter mich nun.

»Nein!«, sage ich, »nur eben immer dieser blöde Husten!«

»Na, das sind ja keine guten Nachrichten!«, sagt meine Vermieterin.

»Ja!«, sage ich, »ich muss jetzt erst einmal abwarten, was bei den Untersuchungen herauskommt, was sie machen wollen und wie das Ganze weitergehen soll.« Keine Frage von den beiden, ob ich Angst habe, sie nehmen es wirklich recht locker auf.

»Wissen Jasmin und Paul es schon?«, fragt mich mein Vermieter nun.

»Nein, ich war noch nicht bei ihnen«, sage ich, »aber ich will heute Nachmittag mal rüber gehen. So, nun wisst ihr Bescheid. Ich geh dann mal wieder«, sage ich. Ich habe Hunger, ich muss mir was zu essen machen. Also stehe ich auf, gehe zur Tür und sage: »Wir sehen uns die Tage noch, ich gebe euch Bescheid.«

»Na, dann ganz viel Glück, Marina«, sagen sie beide und geben mir nacheinander die Hand.

Dann gehe ich wieder runter in meine Wohnung.

Nur noch heute, denke ich, und dann ... Was ist dann? Packen muss ich auch noch und diese blöden Formulare ausfüllen. Ich glaube, das mache ich jetzt mal zuerst, das kostet mich garantiert wieder enorm viel Zeit. Also setze ich mich hin, ziehe die Formulare vom Arbeitsamt zu mir und fange an lustlos und genervt diesen Mist auszufüllen.

Zwischendurch gehe ich mal an den Briefkasten. Dort finde ein Schreiben vom Arbeitsamt. Was wollen die denn?, frage ich mich, mache den Brief auf und lese. Darin steht, dass ich ab dem 1. Oktober in Hartz IV rutsche. Ja, und jetzt?, überlege ich. Muss ich da trotzdem noch den ganzen Formularkram ausfüllen? Dieser Formular-Mist der deutschen Bürokratie geht mir wirklich auf die Nerven, und zwar ganz extrem. Die haben wirklich nichts Besseres zu tun, als einen zu schikanieren mit ihren Formularen. Also muss ich jetzt doch noch mal beim Arbeitsamt anrufen. Gesagt getan: Ich greife zum Telefonhörer und rufe an. Ich lande bei einer allgemeinen Hotline. Die Dame am Telefon sagt mir, dass sie meiner Sachbearbeiterin ausrichten wird, dass sie mich noch heute anrufen soll. Also lege ich wieder auf, ziehe ich mich an und gehe rüber zu Jasmin und Paul. Mal schauen, ob sie da sind. Die beiden wohnen gerade mal zwei Straßen weiter, das kann ich gut zu Fuß erreichen, auch wenn ich ganz außen herum über eine Brücke gehen muss.

Sie sind beide zu Hause. »Hallo!«, sage ich, als Jasmin nach meinem Klingeln die Tür öffnet. »Lust auf einen Kaffee, ich muss euch etwas mitteilen.«

»Ja!«, sagt Jasmin, »komm rein!«

»Wo ist Paul?«, frage ich. »Sein Auto steht doch draußen!«

»Der ist auf der Toilette!«, sagt Jasmin. »Was gibt es denn so Wichtiges?«

»Ich warte, bis Paul auch da ist, dann muss ich das Ganze nicht zweimal erzählen«, sage ich.

»Okay«, sagt Jasmin und macht mir erst einmal einen Kaffee. In der Zwischenzeit kommt Paul dazu. »Hallo!«, sagt er, kommt auf mich zu, gibt mir die Hand. »Was gibt es Neues?«

»Tja, leider nichts Gutes!«, sage ich. Nun schaue ich beiden ins Gesicht und sage: »Ich habe Lungenkrebs!« Auch bei den beiden habe ich das Gefühl, dass sie nicht sonderlich schockiert sind über diese Nachricht.

»Na, das ist ja nicht so toll!«, sagt Paul jetzt. »Und wie soll es weitergehen?«

»Morgen komme ich ins Krankenhaus! Da machen sie dann noch mal ein paar Untersuchungen und weitere Röntgenaufnahmen, und dann sagen sie mir, was sie tun werden.«

»Wie kommst du morgen in die Klinik?«, fragt Paul.

»Oh, da habe ich noch gar nicht drüber nachgedacht!«

»Wann musst du denn da sein?«, fragt Paul.

»So gegen 10:00 Uhr, haben sie gesagt!«

»Dann kann ich dich fahren!«, sagt Paul. »Ich muss morgen sowieso in diese Richtung. Dann schmeiß ich dich in Erlangen bei der Klinik raus und fahre weiter zu meiner Baustelle.«

»Das ist eine gute Idee, so können wir es machen!«, sage ich. »Danke, das ist echt lieb von dir.«

»Alles kein Thema!«, sagt Paul. Das sagt er immer, ist wohl sein Lieblingsspruch. »Das mache ich doch gerne für dich!«, fügt er noch hinzu.

Wir unterhalten uns noch ein bisschen, dann stehe ich auf

und verabschiede mich.

»Wissen es deine Vermieter schon?«, fragt Jasmin noch.

»Ja.«

»Und was haben sie gesagt?«, fragt Jasmin.

»Nichts Überragendes, sie waren eigentlich recht cool!«

»Wird schon alles gut werden!«, sagt Jasmin.

»Ja!«, sage ich und trete meinen Nachhauseweg an.

Dort angekommen mache ich es mir auf meiner Couch gemütlich und stelle meinen Fernseher an. Mein Telefon klingelt, ich gehe ran und habe die Sachbearbeiterin vom Arbeitsamt an der Strippe. Ich erzähle ihr von dem Schreiben, das ich erhalten habe und frage, was ich denn nun mit den Formularen machen soll, die sie mir mitgegeben hat.

»Das muss ich jetzt erst einmal alles intern klären«, sagt sie, »ich weiß von diesem Schreiben nichts. Sie hören dann von uns.«

»Ist gut!«, sage ich und lege auf. Das ist wirklich so typisch Behörde, da weiß die linke Hand nicht, was die rechte macht. Na ja, egal, jetzt muss ich eben erst mal wieder abwarten und brauche zumindest diese Formulare zunächst einmal nicht ausfüllen, das ist ja schon mal gut.

Nun habe ich nur noch heute, und dann ist es so weit, dann muss ich in die Klinik. Ein bisschen mulmig ist es mir schon, aber nur, weil ich Krankenhäuser nicht mag. Ich komme mir da immer so einsam und verlassen vor. Weg mit diesen trüben Gedanken, denke ich! Ich muss mich ablenken und fange an, all meine Bücher über positives Denken aus meinem Schrank zu räumen, um sie zu entsorgen. In den letzten zwei Jahren habe ich sehr viele Bücher darüber gelesen. Unter anderem stand da immer wieder, dass man das, was man denkt, anzieht. Jedoch habe ich mit Sicherheit in keinster Weise an Krankheiten gedacht. Im Gegenteil; ich bin ein Mensch, der mit Krankheiten so gut wie gar nichts am Hut hat und eigentlich auch nie darüber nachdenkt. Also kann dieser Satz nicht stimmen. Alle Bücher darüber nehme ich also und werfe sie unten in die Altpapiertonne, die normalerweise von meinen Vermietern und den Zeitungen, die sie austragen gut gefüllt wird. Heute aber sind es meine Bücher, die diesen Platz beanspruchen. Ich will mit diesem unsinnigen Gedöns von wegen positives Denken und die Welt liegt dir zu Füßen nichts mehr zu tun haben.

Danach gehe ich ins Schlafzimmer, um zu packen. Ich muss mal schauen, ob ich überhaupt ein Nachthemd oder einen Schlafanzug habe. Da hätte ich heute Morgen dran denken sollen, als ich beim Arbeitsamt war. Denn dort ist auch gleich der Globus, da hätte ich dann hingehen können, um mir ein Nachthemd und einen Morgenmantel zu kaufen. Na ja, vielleicht findet sich etwas in meinem Schrank. Es ist schon so lange her, dass ich so etwas benötigt habe, dass ich wirklich nicht weiß, ob ich etwas Derartiges besitze. Also gehe ich erst mal ins Schlafzimmer und schaue im Schrank nach. Tatsächlich; ich habe so eine Art Schlafanzug. Gut, dann nehme ich eben diesen mit. Dann brauche ich noch Hausschuhe, Kulturbeutel, Jogginghose und noch lauter so Kleinkram. Einen Morgenmantel habe ich zwar auch, aber nur einen seidenen, einen ganz dünnen. Dann werde ich wohl diesen mitnehmen, beschließe ich, denn ich sehe nicht ein, für einen Morgenmantel auch noch Geld auszugeben. So und nun noch alles in den Koffer verstauen und dann sind die Sachen für morgen gepackt. Die Papiere für meine Aufnahme in die Klinik muss ich noch herauslegen, damit ich sie morgen früh nicht vergesse. Nun dürfte ich alles haben und kann mich wieder in mein Wohnzimmer auf die Couch begeben, um fernzusehen.

Noch eine Nacht zu Hause schlafen und dann die nächsten Nächte im Krankenhaus. Grauenhaft! Mir graut es wirklich davor. Am besten, ich mache mir heute Abend noch etwas Leckeres zu essen, überlege ich. Wer weiß, wann ich wieder was Vernünftiges zu essen bekomme. Also verlasse ich meine Couch, gehe in die Küche, schaue in meinen Kühlschrank. Oh ja, ich habe noch Hackfleisch. Also mache ich mir davon eine leckere Hackfleischsauce, dazu Kartoffeln. Nachdem alles fertig gekocht ist, nehme ich meinen Teller und lümmle mich wieder auf meine Couch. Während ich genüsslich das leckere Essen in mich hinein schaufle, sehe ich fern. Doch richtig zur Ruhe komme ich nicht. Kaum habe ich aufgegessen, überlege ich, ob ich nicht vielleicht mal im Internet nachlesen sollte, was dort über meinen Krebs steht. Also stehe ich wieder auf, gehe in mein Büro, setze mich an meinen PC und recherchiere im Internet zum Thema Lungenkrebs. Was ich da zu lesen bekomme, ist wirklich der blanke Horror. Vom Sterben bis zu endlosen Qualen, Leid, Elend pur, bis hin zum Ärztepfusch und falscher Diagnose. Ein Bericht von Ärzten stößt mir besonders auf: Die schreiben in diesem auf einem Forum, dass jeder, der diesen Lungenkrebs hat wie ich ihn habe, dem Tod geweiht sei. Das macht mich total zornig. Wie können diese Ärzte das nur behaupten, so macht man Patienten garantiert keinen Mut! Ich bin nun so zornig, dass ich in dem Ärzteforum meine Meinung äußerte. Ich schreibe, dass man dem Patienten doch wohl Mut machen sollte und dass deren Bericht das genaue Gegenteil bewirkt, dem Patienten nämlich ihr Todesurteil vorlegt. Sie seien auch keine Götter in Weiß und könnten nicht behaupten, dass jeder, der diese Diagnose erhalten habe, sterben werde. Jeder Mensch und jeder Körper reagiert anders, schreibe ich entrüstet. Ich schreibe auch, dass ich genau diesen Lungenkrebs habe und dass ich mir sicher sei, dass ich die Operation erfolgreich überstehen würde und nicht aufgebe. Vor lauter Zorn stecke ich mir noch eine Zigarette an. Ich genieße jede einzelne, die ich bis morgen früh noch rauchen darf. Dann verlasse ich das Forum und bestelle ich mir noch zwei Bücher von Frauen, die Krebs hatten und darüber geschrieben haben. Danach lege ich mich auf meine Couch und schaue weiter Fernsehen. Ich habe schon wieder Lust auf eine Zigarette, überlege nun aber, dass ich, sobald ich meinen Fuß in die Klinik gesetzt habe, aufhören werde zu rauchen.

Mein Handy klingelt. Mein Zorn ist nun bereits wieder verflogen. Ich gehe ran, es ist Paul. Er fragt mich, ob mein Vermieter mich morgen fahren könnte, weil er jetzt einen anderen Termin habe und in eine ganz andere Richtung muss. »Okay, Paul!«, sage ich, »ich frage meinen Vermieter und wenn du nichts mehr von mir hörst, dann fährt mein Vermieter mich.«

»Alles klar!«, sagt Paul und legt auf.

Ich rufe meinen Vermieter an und frage nach. »Klar«, sagt er gleich, »mache ich, ich habe morgen Spätschicht. Wir treffen uns dann morgen früh um 9:00 Uhr unten vor der Tür.«

Ich bin erleichtert, bedanke mich und lege wieder auf.

Gegen 23:00 Uhr gehe ich noch mal an meinen PC, um zu sehen, ob ich vielleicht schon irgendeine Antwort in dem Ärzteforum erhalten habe. Und siehe da: Sie haben tatsächlich auf meine Mail reagiert. Sie schreiben, dass das nun mal das Ergebnis jahrelanger Studien sei und die Patienten nun einmal genau das lesen wollen. Das konnte ich mir beim besten Willen nicht vorstellen. Schon gar nicht auf diese Art, wie die Ärztin das auf diesem Forum ausgedrückt hatte. Allerdings schreibt sie mir noch, dass sie natürlich keine Götter in Weiß seien und nicht sagen könnten, wer nun stirbt und wer nicht. Sie wünsche mir alles Gute und dass ich den Lungenkrebs besiege. Na, das ist ja immerhin etwas, denke ich.

Ich bin nun sehr müde, fahre den PC herunter und gehe ins Bett.

Am nächsten Morgen stehe ich auf und kann entspannt den Tag starten, meine Sachen sind ja schon alle gepackt. Ich trinke also genüsslich noch einen leckeren Kaffee und genieße dazu noch einmal eine Zigarette. Essen darf ich ja nichts, ich solle nüchtern in der Klinik erscheinen, hatten sie gesagt. Da man bei meinem Vermieter im Auto nicht rauchen darf, muss ich zusehen, dass ich zu Hause noch zwei oder drei Zigaretten rauche, damit meine Sucht wenigstens ein wenig gestillt ist.

Nach dem Frühstück gehe ich noch duschen, für die vielen Untersuchungen, die heute folgen werden, möchte ich ja sauber sein. Normalerweise dusche ich nur alle zwei Tage, weil ich Probleme mit meiner Haut habe. Ich bekomme schnell überall rote Flecken am Körper. Vor ein paar Jahren war es mal ganz schlimm. Ich bin von Arzt zu Arzt gelaufen, doch keiner hatte eine Idee, was das sein könnte. Der eine Arzt sagte, ich hätte die Röteln, der andere hielt es für eine Gürtelrose und erst der letzte Arzt hat über all diese Diagnosen gelacht und gesagt: »Frau Roggenkamp, Sie haben einfach eine zu empfindliche Haut. Sie sollten nur noch alle zwei Tage duschen und sich danach ganz dick einkremen.« Er hat mir dann eine ordentlich fette Creme verschrieben, die ich auf meinen ganzen Körper verteilt habe, und siehe da: Innerhalb von drei Tagen waren sämtliche rote Flecken weg. Da kann man mal sehen, wie viel Ahnung manche Hautärzte haben. Seitdem halte ich mich daran und dusche nur noch alle zwei Tage.

So, nun muss ich mich aber beeilen. Ich ziehe mich fertig an, schaue, dass alles aus ist – der Herd, die Kaffeemaschine ... Ich ziehe den Stecker, denn mein Exmann hatte mir mal gesagt, dass die meisten Unfälle im Haushalt durch die Kaffeemaschine verursacht werden, weil der Stecker noch in der Steckdose steckt. Also habe ich mir angewöhnt, diesen immer zu ziehen, wenn ich die Wohnung für längere Zeit verlasse.

Ich nehme meine Tasche, verschließe die Haustür und gehe nach unten. Mein Vermieter sitzt schon bei laufendem Motor in seinem Auto. Ich steige ein und wir fahren los.

»Bist du nervös, Marina?«, fragt mich mein Vermieter, »hast du Angst?«

»Nein!«, sage ich, »ich habe keine Angst und nervös bin ich auch noch nicht. Das Einzige, was wir noch machen können«, sage ich zu meinem Vermieter »ist, dass ich mir vor der Klinik noch eine letzte Zigarette anzünde und wir zusammen eine rauchen.«

»Und dann«, fragt mein Vermieter, »was ist dann?«

»Dann höre ich auf zu rauchen!«, sage ich zu ihm. Das hatte ich mir ganz fest vorgenommen.

»Na, da bin ich mal gespannt, ob du das schaffst!«, sagt mein Vermieter. »Du hast es ja nun schon x-mal probiert und nie geschafft.«

»Ja das stimmt, aber das waren immer ganz andere Situationen, da hatte ich keinen Lungenkrebs.«

»Das stimmt!«, sagt er, »na dann schauen wir mal, ob du's dieses Mal packst!«

Am Morgen ist immer recht viel Verkehr bis nach Erlangen und mein Vermieter muss sich konzentrieren. Wir wechseln während der Fahrt kaum ein Wort. Jeder ist in seinen Gedanken versunken. Als wir in Erlangen ankommen, findet mein Vermieter zum Glück fast direkt vor der Uniklinik einen Parkplatz. Wir steigen beide fast gleichzeitig aus dem Wagen, mein Vermieter bietet mir meine letzte Zigarette an und steckt sich selbst auch eine an. Genüsslich ziehe ich diese letzte Zigarette durch meine Lunge – es wird definitiv die letzte sein. Wenn ich vorher versucht hatte aufzuhören, habe ich immer Kopfschmerzen bekommen nach ein paar Stunden, wurde nervös, leicht aggressiv und lief herum wie ein Tiger im Käfig. Und ehe ich mich versah, hatte ich mir wieder eine Packung Zigaretten gekauft und mir eine angezündet, damit die Entzugserscheinungen und die Kopfschmerzen ein Ende hatten. Aber irgendwie ist dieses Mal alles anders. Ich weiß, dass ich es dieses Mal schaffen werde. Als ich meine Zigarette zu Ende geraucht habe, verabschiedet sich mein Vermieter von mir. Er nimmt mich in den Arm – soweit er das kann, das liegt ihm nämlich nicht so –, drückt mich kurz und sagt: »Ich wünsche dir alles erdenklich Gute, Marina!« Dann steigt er in sein Auto und fährt davon. Ich winke ihm noch nach, nehme meine Tasche und betrete nun die Klinik.

Ich gehe zu der Anmeldung, gebe meine Papiere ab und muss natürlich im Wartesaal Platz nehmen. Ich gehe selten zum Arzt – vor allem, weil ich es hasse, dort stundenlang zu warten. Das ist für mich einfach verlorene und verplemperte Zeit, in der ich viel sinnvollere Dinge tun könnte. Aber gut, heute bleibt mir nichts anderes übrig. Ich gehe also in den Wartesaal und setze mich zu den vielen anderen Patienten.

Nach endlos langer Zeit – so empfinde ich das zumindest –, werde ich aufgerufen. »Gehen Sie bitte in den dritten Stock auf Station 3B, dort wird man Sie in Empfang nehmen!«, sagt die Schwester zu mir.

Ich gehe also zum Aufzug, fahre in den dritten Stock und suche die Station. Allein bei diesem Krankenhausgeruch wird mir übel, es dreht sich mir der Magen um. Die Station ist schnell gefunden, doch wie nun weiter? Ich suche das Zimmer der Stationsschwestern, schnappe mir dann aber doch die erste Schwester, die mir über den Weg läuft und übergebe ihr die Unterlagen, die man mir unten für meine Aufnahme ausgehändigt hatte. Die Schwester schaut sich die Unterlagen an und sagt zu mir: »Ihr Zimmer ist noch nicht fertig, bitte setzen Sie sich noch da vorne in die Sitzecke und warten Sie, bis wir sie aufrufen!«

Na super, wieder warten, denke ich. Das ist echt etwas, was ich hasse wie die Pest. Doch ich setze mich so geduldig es geht dahin, schnappe mir eine Zeitung, die dort auf dem Tisch liegt und blättere darin herum. Dann beobachte ich die Menschen, die auf dem Gang hin und her laufen. Teilweise sind es Patienten, teilweise Ärzte und auch ein paar Schwestern.

Nach etwa einer Stunde kommt endlich eine Schwester zu mir. »Sie können nun in ihr Zimmer!«, sagt sie zu mir. »Sie haben Zimmernummer 11. Bleiben Sie bitte dort, bis der Chefarzt bei Ihnen gewesen ist. Außerdem wollen wir Ihnen heute noch Blut abnehmen, ein EKG und Röntgenaufnahmen Ihrer Lunge machen.«

Ich gehe zum Zimmer, klopfe an und trete ein. Es liegen bereits zwei Frauen hier, mir bleibt nur das Bett am Fenster übrig. Krankenhäuser haben immer diesen ekligen Geruch, ich habe da wirklich Probleme. Ich wäre lieber allein im Zimmer gewesen, aber als Kassenpatient kann man nun mal keine Ansprüche stellen. Ich habe es nicht so mit Menschen und schon gar nicht mit fremden. Ich bin sehr gerne für mich allein, habe da auch absolut kein Problem damit. Und sollte mir doch einmal die Decke auf den Kopf fallen, gehe ich zu Jasmin und Paul rüber oder auch mal hoch zu meinen Vermietern und dann ist es auch schon wieder gut.

Nun packe ich meine Sachen aus, ziehe meine Jogginghose an, streife noch einen Pullover über – das reicht für die Klinik, denke ich. Hoffentlich schnarcht keine dieser Frauen, überlege ich mir jetzt. Das Schnarchen macht mich immer wahnsinnig, ich kann dieses Geräusch nicht ab, das macht mich total aggressiv. Und ich habe wirklich schon alles ausprobiert, sämtliche Stöpsel, die es für Ohren gibt, habe ich gekauft, aber nichts hat geholfen. Als ich noch mit meinem Exfreund zusammen war, haben wir sogar extra Stöpsel nur für meine Ohren anfertigen lassen, aber selbst das hat nichts gebracht.

Nun spricht mich die eine Frau aus unserem Zimmer an: »Was haben Sie denn für eine Krankheit?«, fragt sie.

Ich antworte ihr: »Die Ärzte sagen, ich habe Lungenkrebs, aber das glaube ich nicht und das wird sich hier jetzt auch herausstellen.«

Die Frau in dem anderen Bett schaut mich nur mitleidig an und sagt kein Wort. Ich lege mich auf mein Bett und schaue Fernsehen. Ich habe keine Lust, mich zu unterhalten.

Nach Stunden des Wartens kommt eine Schwester in unser Krankenzimmer und sagt an mich gewandt, ich solle jetzt bitte runter gehen zum Röntgen, Blut abnehmen und ein EKG machen lassen. Sie erklärt mir noch, wie ich da hinkomme und dann gehe ich. Die Klinik ist so groß, dass man wirklich aufpassen muss, dass man sich nicht verläuft und man muss aufpassen, wo man hinläuft. Als Erstes soll ich zum Röntgen, also gehe ich in die entsprechende Abteilung und klopfe an die Tür. »Sind Sie Frau Roggenkamp?«, kommt gleich nach meinem Klopfen eine Schwester aus dem Zimmer.

»Ja!«, sage ich.

»Gut, dann kommen Sie gleich mal mit mir!«, sagt sie. »Wir machen jetzt eine Röntgenaufnahme mit Kontrastmittel. Haben Sie irgendwelche Allergien?«

»Nein, nicht, dass ich wüsste!«

»Gut, dann ist ja alles bestens. Wir können loslegen.« Sie setzt eine Nadel an meinen Arm: »Da läuft jetzt gleich das Kontrastmittel durch!«, erklärt sie. Beim Einstich zucke ich zusammen. Immer diese Herumstocherei, bis sie eine Vene gefunden haben, denke ich. Das tut vielleicht weh. Manche Schwestern können das ganz toll, sie finden sofort eine Vene, aber andere stochern da herum, als würden sie im Salat etwas suchen.

Ich lege mich auf die Pritsche, sie betätigt einen Knopf und ich rutsche in die Ganzkörperröhre. Ich schließe die Augen, weil ich sonst in Panik gerate, denn ich habe Platzangst. Solche Untersuchungen gehen bei mir nur, wenn ich die Augen schließe und vor mich hin zähle. Das lenkt mich ab und hindert mich daran, in Panik zu verfallen. Ich zähle und zähle, immer bis 60 und dann wieder von vorne. Bevor mich die Schwester in die Röhre geschoben hat, hat sie mir noch einen Notfallknopf in die Hand gedrückt. »Im Falle, dass Sie vor Ablauf der Röntgenzeit in Panik verfallen oder wenn sonst irgendetwas ist, drücken Sie einfach diesen Knopf und ich bin sofort wieder bei Ihnen.«

Ich mache nun den Fehler und öffne doch kurz meine Augen, weil mir die Zeit trotz des Zählens einfach so lang erscheint. Prompt gerate ich in Panik und drücke sofort auf den Notfallknopf. Die Türe des Röntgenzimmers geht umgehend auf. »Sie haben es doch schon geschafft!«, sagt die Schwester, die jetzt zur Türe hereinkommt. »Die Zeit hat genau gereicht!«, fügt sie noch hinzu.

Sie befreit mich aus dieser Röhre und meine Panik lässt sofort nach. Ich hatte schon immer Platzangst. Das reicht – so denke ich zumindest – bis in meine Kindheit zurück.

Ich bin im Heim aufgewachsen und meine Gedanken schweifen jetzt einen kurzen Moment in diese Zeit ab. Ich war sechs Jahre alt. Wenn wir im Kinderheim etwas getan haben, was den Heim-Eltern oder den Erzieherinnen nicht gepasst hat, dann gab es zum Beispiel die Strafe, dass wir 14 Tage allein im Bad schlafen mussten, auf einem sogenannten Feldbett. Ich erinnere mich noch ganz genau an meine ersten 14 Tage auf diesem Notbett im Bad. Nachdem all die anderen Kinder im Bett waren, wurde ich im Bad eingeschlossen. Der Heimvater hatte diese strenge Strafe angeordnet. Die Tür vom Bad fiel ins Schloss. Die Dunkelheit bekam Gesichter und die Angst lähmte mich. Wie erstarrt blieb ich auf dem Feldbett liegen. Die Tränen liefen mir die Wange herunter, Tränen, die ich nur dann weinte, wenn ich allein war. Im Kinderheim Schwäche zu zeigen, bedeutete weiteren Schmerz und Peinigungen. Die Nächte im Bad, allein im Dunkeln, waren die schlimmsten Nächte meines Lebens. Meine Fantasie kannte keine Grenzen. Manchmal träumte ich zum Beispiel, dass jemand am Boden entlang kroch in Richtung meines Feldbettes und eine Hand nach mir greifen wollte. Schweißgebadet wachte ich auf, vor Angst wie gelähmt, nicht fähig nachzuschauen, ob da wirklich jemand war. Auch die tropfenden Wasserhähne im Bad ließen mich immer wieder aufschrecken. An dem kleinen Fenster im Bad erschienen Gesichter, dunkle Gestalten, die mich holen wollten.

Seitdem habe ich Platzangst, habe Angst, irgendwo nicht mehr herauszukommen – eben wie damals im Kinderheim. Aus dem Bad gab es kein Entrinnen, die Türe war ja von außen verschlossen.

Obwohl es schon so viele Jahre her ist, fahre ich noch heute nicht allein Aufzug – vor lauter Angst, ich könnte darin stecken bleiben. Da laufe ich lieber bis in den achten Stock. So hat eben alles seine Ursache und Wirkung.

»Nun gehen Sie bitte noch zum EKG!«, holt die Schwester mich aus meinen Gedanken.

Ich zucke zusammen. »Natürlich!«, sage ich und frage dann

nach dem Weg. Sie erklärt es mir.

Dort angekommen haben sie anscheinend auch wieder nur auf mich gewartet, denn ich komme umgehend dran. Es werden irgendwelche Dioden an meinem Körper befestigt und diese zeichnen meine Herzfrequenzen auf. Das ist allerdings halb so wild und ich bin damit auch ruck, zuck fertig.

Danach geht es noch zur Blutabnahme und wieder finden sie die Vene nicht gleich. »Aua!«, beschwere ich mich. Ich hasse Blut abnehmen. Aber auch das ist dann endlich vorbei und nun haben sie alles, was sie für die Untersuchungen benötigten.

Und ab geht es wieder hoch in mein Zimmer. Kaum bin ich dort angekommen, erscheint eine Schwester. »Sie bekommen heute nichts mehr zu essen«, sagt sie, »die Ärzte haben das angeordnet, sie werden Sie wahrscheinlich schon morgen operieren.«

»Schon morgen!«, sage ich überrascht.

»Sieht so aus!«, entgegnet die Schwester, »aber Genaueres erfahren Sie, wenn die Ärzte zur Visite kommen.«

Deshalb sollte ich also heute nüchtern in die Klinik kommen, denke ich. Nun werde ich doch etwas nervös und kann es kaum erwarten, dass der Chefarzt endlich kommt. Die beiden Frauen in meinem Zimmer unterhalten sich über ihre Krankheiten. Sie sind schon älter und wahrscheinlich haben sie nur noch dieses eine Gesprächsthema, überlege ich mir. Ich selbst halte nichts davon, ständig nur über Krankheiten zu reden und schon gar nicht über meine eigene. Ich versuche also, etwas zu lesen, um mich abzulenken und die Zeit zu überbrücken, bis die Ärzte kommen.

Dann endlich geht die Zimmertüre auf und eine ganze Horde

von Ärzten und Schwestern betritt unser Zimmer. Sie gehen zuerst zu den anderen beiden Frauen. Nervös warte ich, bis sie endlich vor meinem Bett stehen. »Tja, Frau Roggenkamp!«, sagt der Chefarzt und schaut mich an, »auch die Aufnahmen, die wir heute gemacht haben, ergaben, dass Sie ein bösartiges, kleinzelliges Lungenkarzinom haben. Wir haben uns beraten und entschieden, dass wir Sie schon morgen operieren. Der Tumor ist einfach schon zu groß, wir müssen schnellstens handeln. Es wird eine sehr schwierige Operation, da der Tumor sehr nahe am Herz liegt. Das ist absolut präzise Feinstarbeit, bei der alles Mögliche passieren kann, das sollten Sie vorab wissen, Frau Roggenkamp. Der Anästhesist wird noch heute Abend zu Ihnen kommen, mit Ihnen alles Notwendige besprechen und Ihnen alles genau erklären«, sagt der Chefarzt. Dann fragt er plötzlich: »Rauchen Sie noch?«

»Nein, seit heute nicht mehr!«, gebe ich zurück.

»Dann lassen Sie es auch zukünftig!«, sagt er und dreht sich um. »Bis morgen früh dann«, sagt er noch und verlässt mit der ganzen Horde unser Zimmer.

Die beiden Frauen sehen mich total mitleidig an, sagen aber zum Glück kein Wort. Und ich bin noch immer total ruhig, was die Diagnose betrifft. Diese Ruhe erschrickt mich selbst. Es ist ja schließlich kein Schnupfen, von dem der Chefarzt gerade gesprochen hatte. Ich habe definitiv keine Angst vor dem Sterben, nur Leiden will ich nicht. Ich habe in meinem Leben bereits genug gelitten und denke dabei wieder an meine Kinderheim-Zeit zurück. Dort wurde ich sogar zur Bettnässerin, obwohl ich vorher, als ich noch zu Hause bei meinen Eltern gelebt habe – ich war fünf –, absolut trocken war. Doch seit dem ersten Tag in diesem Kinderheim war ich wieder zum Bettnässer geworden.

Meine Gedanken verweilten noch ein bisschen in dieser Zeit, die ich im Kinderheim verbrachte. Da lag ich nun die erste Nacht in meinem Bett mit etwa 25 anderen Kindern im Raum und fand keinen Schlaf. Leise, ganz, ganz leise, damit niemand mich hört, weinte ich mich in den Schlaf. Mitten in der Nacht wachte ich auf, mein Bett war nass. Was war passiert? Ich hatte ins Bett gemacht. Zu Hause bei Mama war ich doch trocken, da hatte ich schon lange nicht mehr in die Hose oder ins Bett gemacht. Das Bett war eklig nass und sehr kalt. Angst machte sich in mir breit. Was würde geschehen, wenn man entdeckt, dass ich ins Bett gemacht habe. So weit es ging, legte ich meine Decke darüber und schlief dann irgendwann wieder ein.

»Aufstehen!«, hörte ich eine Erzieherin brüllen. Meine Augen öffneten sich, ich konnte nicht gleich erfassen, wo ich mich befand, hörte nur diese kalte, laute Stimme. Meine Hand fasste über das Bett. Nass, alles nass! Ich hatte das also doch nicht nur geträumt, ich hatte wirklich ins Bett gemacht. Was nun, wie sollte ich das vertuschen, fragte ich mich. Auch schämte ich mich sehr. Wenn die anderen Kinder das mitbekämen ... Die würden mich sicher auslachen, schließlich bin ich schon fünf. Also blieb ich einfach erst einmal liegen und tat so, als hätte ich diese kalte, laute Stimme nicht gehört.

Die Nonne aber kam an mein Bett. Sie nahm die Decke und zog sie mir weg. »Das gilt auch für dich, verzogene Göre!«, tönte diese Stimme nun direkt an meinem Ohr. Langsam stand ich auf und setzte mich auf die Bettkante.

»Was ist denn das?«, rief diese kalte Stimme nun. »Da haben

wir nicht nur eine verzogene Göre, sondern auch noch eine Bettnässerin.« Brutal zog sie mich jetzt am Arm von meinem Bett. »Du kleines Miststück!«, schrie sie sofort los, »das hast du mit Absicht gemacht, nur um uns zu ärgern. Das machst du nicht noch mal!« Sie holte mit der Hand aus und schlug mir dabei mit solcher Wucht ins Gesicht, dass meine Lippen aufplatzten.

Dann kam mein kindlicher Trotz durch. »Ich habe nicht mit Absicht ins Bett gemacht. Zu Hause bei meiner Mama habe ich noch nie ins Bett gemacht!«, sagte ich mit zittriger Stimme, legte aber all meinen Mut hinein.

Die Erzieherin aber schäumte vor Wut, zerrte das Bettzeug aus dem Bett, drückte es mir in meine kleinen Hände und sagte: »Das bringst du jetzt an allen anderen Kindern vorbei ins Bad und wäschst das dort aus!«

Ich nahm das Bettzeug, was viel zu schwer für mich war, schleppte es raus, wo alle Kinder in Reih und Glied an einer Wand standen und mich anstarrten.

Die Erzieherin kam hinter mir her: »Das ist unsere neue Bettnässerin!«, sagt die Erzieherin zu den anderen Kindern, hämisch auf mich zeigend.

Mir war das so furchtbar peinlich. Aber ich musste an allen vorbei, um ins Bad zu gelangen. Was war nur passiert? Zu Hause bei Mutti war mir das doch noch nie passiert, fragte ich mich immer wieder.

Über die Wanne gebeugt, musste ich nun das Bettzeug auswaschen. Mir taten dabei alle Knochen weh. Das nasse Bettzeug war so schwer. Nicht lange und die Erzieherin stand plötzlich hinter mir. »Ich zeige dir jetzt mal, wie das richtig geht!«, sagte sie. Sie schubste mich so heftig zur Seite, dass ich auf dem Boden landete. »Steh auf und schau mir genau zu!«, sagte sie wütend. Wie in Trance stand ich auf und schaute ihr zu. Kräftig wie sie war bearbeitete sie nun die Wäsche, hob sie an, rubbelte und scheuerte ... »So, und den Rest machst du selbst, so wie ich es dir eben gezeigt habe!«, überschlug sich jetzt die Stimme der Nonne. Sie verließ das Bad.

Während ich allein den Rest von dem Bettzeug über der Wanne gebeugt auswusch, flossen meine Tränen. Sie wollten nicht mehr aufhören.

Ich habe in meinem Leben wahrlich schon genug gelitten. Allein die fünf Jahre im Kinderheim waren die Hölle und während ich jetzt an diese zurück denke, weiß ich noch nicht, dass ich die wahre Hölle noch vor mir habe ...

Der Anästhesist war bis zum späten Nachmittag noch immer nicht auf meinem Zimmer erschienen, also ging ich in das Schwesternzimmer und fragte, ob ich noch mal nach unten an die frische Luft darf.

»Ja!«, sagt die Schwester. »Nehmen Sie aber Ihr Handy mit, dann können wir Sie anrufen, sobald der Anästhesist kommt, dann kommen Sie eben schnellstmöglich wieder nach oben!«

»Okay«, sage ich nur und gehe. Unten vor dem Krankenhaus setze ich mich auf eine der Bänke, die dort stehen. Ich genieße die Sonne, und während ich dort sitze, kommt der Chefarzt an mir vorbei. Er sieht mich und sagt zu mir: »Wir sehen uns morgen früh, Frau Roggenkamp.« Ich nicke nur.

Ich sehe all die Patienten, viele mit so einer Gehhilfe auf Rollen, eine Zigarette rauchen. Die meisten von ihnen scheinen ihre Operation schon hinter sich zu haben und rauchen bereits wieder. Das kann ich absolut nicht verstehen, da sind sie dem Tod schon von der Schippe gesprungen und geben dem Teufel geradewegs nach der Operation diese wieder in die Hand. Jeder der raucht, schaufelt sich doch sein eigenes Grab, bringt sich selbst um. Jetzt, nachdem ich Lungenkrebs habe, sehe ich das so. Seit ich meinen Fuß in die Klinik gesetzt habe, habe ich keine mehr geraucht, so wie ich es mir vorgenommen habe. Und ich muss sagen, es macht mir auch nicht das Geringste aus, zumindest bis jetzt nicht.

Nach einer ganzen Weile gehe ich wieder hoch in mein Zimmer, lege mich auf mein Bett und schaue fern.

Es ist bereits spät am Abend, 21:00 Uhr, und erst jetzt geht die Zimmertüre auf und der Anästhesist kommt zu mir. Bis dahin hatte ich ein wenig gelesen und Fernsehen geschaut. Er kommt nun an mein Bett, setzt sich auf einen Stuhl und sagt zu mir: »Wir werden Sie morgen früh operieren!« Er legt mir ein Formular vor, das ich vor der Operation noch unterschreiben soll. Er erklärt mir anhand von einigen Punkten, die darauf stehen, wie die Operation ablaufen soll und was passieren kann. Er geht die ganzen Punkte so schnell durch, dass ich überhaupt nicht mitbekomme, was das Ganze zu bedeuten hat. Das Einzige, das ich verstehe, ist, dass es eine sehr schwierige Operation ist. Dass sie den Tumor herausschneiden wollen und dass das Ganze gefährlich werden kann, weil dieser direkt an meinem Herzen liegt.

»Also, wollen Sie mir mit all dem im Klartext sagen, dass ich schon auf dem OP-Tisch den Löffel abgeben könnte?«, sage ich zu ihm, sobald er mit seinem Vortrag fertig ist.

Er schaut mich ganz entrüstet an: »So habe ich das natürlich nicht gemeint!«, sagt er, »Natürlich kann immer und zu jeder Zeit bei einer Operation etwas passieren. Jedoch sind wir natürlich stets bemüht, dass unsere Patienten unsere Klinik wieder gesund verlassen!«

Ich sage nichts mehr dazu, unterschreibe einfach nur das Formular. Der Anästhesist steht auf, gibt mir die Hand und sagt zu mir: »Wir sehen uns morgen in alter Frische, Frau Roggenkamp. Gute Nacht! Schlafen sie gut und machen Sie sich nicht so viele Gedanken. Es wird schon alles gut werden!« Und flugs hat er das Zimmer verlassen.

Wieder schauen mich die beiden Frauen total mitleidig an und die eine sagt zu mir: »Keine Angst, es wird schon alles gut werden!«

»Ich habe keine Angst!«, antworte ich ihr, und das ist auch tatsächlich so: Ich habe wirklich keine Angst. Wenn ich auf dem OP-Tisch sterben sollte, würde ich es ja sowieso nicht merken, davon nichts mehr mitbekommen und dann wäre es doch egal.

Wenn ich früher mal eine Operation hatte – Mandeln rausnehmen, Blinddarm oder mein Kreuzbandriss im Knie –, dann fand ich von der Operation die Narkose immer am tollsten. Da hatte ich immer kurz vorher gedacht: Gleich ist alles dunkel, gleich siehst und hörst du von dieser Welt nichts mehr. Und noch während ich das gedacht habe, war es auch schon dunkel um mich herum. Das war eine Zeit lang mal wie eine Droge für mich. Meine Freundin hat das nie verstanden. Sie hat immer gesagt: »Nein, ich mag keine Narkose! Marina, stell dir doch mal vor, du wachst nicht mehr auf ... Und dann?« Ich habe dann immer gelacht und zu ihr gesagt: »Das bekommst du doch dann sowieso nicht mehr mit, dann ist es doch egal!«

Jetzt, nachdem der Anästhesist weg ist, schaue ich weiter fern und verschwende keinen Gedanken mehr an meinen Lungenkrebs oder an die Operation morgen, und irgendwann schlafe ich ein.

Der nächste Morgen: Um 6:00 Uhr geht es auf der Station schon los, mit wecken und Patienten versorgen: waschen, auf den Topf setzen, zum Duschen begleiten und so weiter. Ruck, zuck ist es 7:30 Uhr.

Zum Glück schnarchen meine beiden Zimmergenossinnen nicht. Zumindest das war mir erspart geblieben. Trotzdem habe ich extrem schlecht geschlafen, x-mal wurde ich in der Nacht wach – es war eben nicht mein Bett, nicht mein Zuhause. Die Schwester kommt natürlich an diesem Morgen auch zu mir, um mich für die Operation vorzubereiten. Sie gibt mir ein Operationshemd, zieht mir Thrombosestrümpfe über und fragt mich, ob ich später eine Beruhigungstablette haben will. »Nein, danke!«, sage ich, »die wirken bei mir sowieso nie.« Sie schiebt mich raus auf den Gang, stellt mich dort ab und dort warte ich, bis der Pfleger kommt, um mich runter in den Operationssaal zu fahren. Noch immer bin ich total ruhig, ich mache mir nicht die geringsten Sorgen wegen der Operation. Es kommt ja doch alles so, wie es kommen soll, denke ich und das habe ich auch schon immer gesagt.

Ein Pfleger kommt an mir vorbei, schaut auf das Schild an meinem Bett und fragt die Schwester: »Ist das die Frau Roggenkamp für diese … Operation?«

»Nein!«, sagt sie, »Das ist eine andere Frau Roggenkamp, die Patientin, die du meinst, steht schon am Aufzug.«

Na toll, denke ich, wenn die mich hier oben schon verwechseln, kann ich nur hoffen, dass sie im Operationssaal das nicht tun. Nachher wache ich auf und habe kein Bein mehr oder so was.

So vergeht die Zeit und ich stehe auf dem Gang herum. Irgendwann kommt dann endlich eine Schwester ... und was macht sie? Sie schiebt mich wieder in das Zimmer hinein. Fragend schaue ich sie an.

»Die Ärzte operieren Sie heute doch nicht!«, sagt sie, »der Chefarzt kommt nachher zu Ihnen und erklärt Ihnen alles.«

»Wieso denn das?«, frage ich sie.

»Das kann ich Ihnen nicht sagen, das muss Ihnen der Chefarzt selbst sagen!«, antwortet sie mir. »Sie können Ihr Operationshemd und die Thrombosestrümpfe wieder ausziehen!«, sagt sie noch und verlässt den Raum.

Die zwei Frauen schauen mich fragend an: »Was ist passiert?«, fragt die eine.

»Keine Ahnung!«, antworte ich auf die fragenden Blicke. »Sie wollen mich heute anscheinend doch nicht operieren. Nachher soll ein Arzt kommen und mir erklären, was los ist.«

Na, der Tag geht ja toll los, denke ich. Zumindest bekomme ich dann heute doch etwas zum Frühstück, das ist ja schon mal was. Jetzt habe ich gestern umsonst gehungert. Na klasse! Ich möchte nicht wissen, wie viele Kilo ich deshalb abgenommen habe. Bei mir geht das Abnehmen sehr schnell, nur das Zunehmen – das dauert ewig. Ich hätte schon immer gerne ein paar Kilo mehr auf den Rippen gehabt. Aber so viel ich auch esse, ich nehme einfach nicht zu. Ich habe deshalb auch schon die Schilddrüse untersuchen lassen, jedoch hatten sie nichts gefunden. Mit der Schilddrüse sei alles in Ordnung, hieß es.

Um 8:00 Uhr gibt es Frühstück, auf meinem Teller liegen zwei Brötchen mit etwas Marmelade, Käse und Wurst. Ich esse morgens nur Marmelade. Am frühen Morgen kann ich noch nichts Herzhaftes essen. Ich mache mich also über die zwei Brötchen her und hole mir draußen einen Kaffee. Na ja, der schmeckt zwar furchtbar, aber das hatte ich mir schon gedacht.

Nach dem Frühstück lege ich mich auf mein Bett und überlege, warum die Ärzte mich heute wohl nicht operieren wollten. Ob bei denen ein Notfall dazwischen gekommen ist? Das gibt es ja manchmal, dass man nicht so dringende Fälle wegen so etwas erst am nächsten Tag operiert. Das ganze Überlegen bringt mir aber nichts, ich muss warten, bis einer der Ärzte zu mir kommt. Und somit beginnt wieder mal die Warterei, wie das in Krankenhäusern und bei Ärzten so üblich ist.

Ich vertreibe mir die Zeit wieder mit lesen. Und endlich geht die Zimmertüre auf, aber nicht der Anästhesist kommt rein, sondern der Chefarzt höchstpersönlich. Er baut sich vor mir auf. »Frau Roggenkamp!«, sagt er, »wir haben wirklich sehr lange beraten, was wir mit Ihnen machen sollen, auch heute Morgen noch und wir haben uns entschieden, Sie nicht zu operieren. Wie bereits erwähnt, liegt der Tumor wirklich sehr nahe an Ihrem Herz und die Gefahr, dass Sie uns schon auf dem Operations-Tisch wegsterben, ist einfach zu groß. Wir haben noch zwei Spezialisten hinzugezogen und beide haben von der Operation abgeraten. Somit haben wir uns jetzt für Sie ein anderes Programm überlegt. Sie bekommen eine sechsmonatige Chemotherapie mit Bestrahlung. Ich kann Ihnen aber gleich sagen, dass sie die stärkste Chemo bekommen, die es gibt. Wir müssen mit diesem Programm umgehend starten. Sie werden noch heute Morgen in die Strahlenklinik verlegt, drei Straßen von hier entfernt. Dort gehen Sie bitte in den dritten Stock, melden sich dort an und da erfahren Sie dann alles weitere. Wir wollen erst einmal den Tumor verkleinern und dann operieren. Das ist der bessere, sicherste und sinnvollste Weg!« Er gibt mir die Hand. »Ich wünsche Ihnen alles Gute, Frau Roggenkamp. Die Schwester gibt Ihnen noch die notwendigen Unterlagen für die Strahlenklinik.« Dann dreht er sich um und verlässt das Zimmer, ohne dass ich auch nur einen einzigen Satz dazu sagen kann.

Mir persönlich wäre die Operation lieber gewesen, denn dann hätte ich schon alles hinter mir. Entweder wäre die Operation gelungen oder nicht, aber in jedem Fall wäre es vorbei gewesen. Nun wusste ich wieder nicht, was da alles auf mich zukommt.

Ich ziehe mich an; packe meine Sachen. In der Zwischenzeit kommt die Krankenschwester und übergibt mir die Unterlagen für die Strahlenklinik und erklärt mir noch, wo diese genau zu finden ist. Ich verabschiede mich von den beiden Frauen, wünsche ihnen alles Gute, verlasse die Klinik und marschiere Richtung Strahlenklinik.

Dort angekommen gehe ich in die Anmeldung und übergebe dort die Unterlagen, die mir die Schwester mitgegeben hat. Das übliche Formulargedöns. Kein Wunder, dass Deutschland zu nichts kommt, wenn man wirklich für jeden popeligen Mist 25

Formulare ausfüllen muss – aber wirklich für jeden Mist, und immer wieder von vorne. Ich gebe ihr meine Krankenkassenkarte, die ich schon in der anderen Klinik mindestens dreimal habe vorlegen müssen. Und auch hier geht alles wieder von vorne los. Das nervt wirklich. Die Kliniken müssen doch miteinander verbunden sein, um am PC alle Daten abrufen zu können. Aber nein, jede Klinik und jede Station hat ihr eigenes System, ihre eigene Bürokratie. Das ist ein Papieraufwand, der so unnötig ist wie mein Lungenkrebs. Das hat für mich mit Bürokratie schon nichts mehr zu tun, das ist schon krank!

Nachdem ich endlich in der Anmeldung fertig bin, schickt sie mich eine Etage tiefer in die Radiologie. »Laut dem Chefarzt von trüben«, sage ich zu ihr, »soll ich doch in den dritten Stock?«

»Dort kommen Sie später hin, gehen Sie bitte jetzt erst mal nach unten in die Radiologie«, sagt mir die Dame vom Empfang. »Dort werden Sie dann aufgerufen!«, sagt sie noch.

Also gehe ich eine Etage tiefer in die Radiologie. Dort warte ich dann wieder mindestens eine halbe Stunde, bis ich endlich dran bin.

»Hallo Frau Roggenkamp!«, begrüßt mich eine junge Ärztin.

»Hallo!«, sage ich und gebe ihr die Hand.

»Bitte folgen Sie mir in mein Zimmer!«, sagt sie.

Ich laufe hinter der Ärztin her in ihr Zimmer, setze mich ihr gegenüber und harre der Dinge, die da kommen mögen.

»So«, sagt sie, »dann werde ich mir mal Ihre Unterlagen anschauen. Der Chefarzt hat mich bereits angerufen und mich informiert. Sie haben wirklich einen schlimmen Lungenkrebs.

Können Sie die Wahrheit vertragen?«, fragt sie mich.

»Natürlich!«, sage ich, »ich kann schon immer besser mit der Wahrheit leben als mit irgendwelchen Märchen.«

»Sie haben ein bösartiges kleinzelliges Lungenkarzinom!«, sagt sie.

»Ja, das weiß ich bereits!«, gebe ich ihr zurück.

»Wissen Sie auch, was das heißt?«, fragt sie.

»Nein, nicht so genau.«

»Gut!«, sagt sie, »das ist ein Lungenkrebs, der immer wiederkommen wird ...«

Ich unterbreche sie: »... laut Ihrer Studie immer wieder kommt ... nur laut Ihrer Studie!«

»Ja schon!«, sagt sie, »aber es gibt wirklich nur eine ganz kleine Anzahl an Patienten, die fünf Jahre überstehen. Das heißt im Klartext: Man muss fünf Jahre krebsfrei sein, erst dann gilt man als geheilt.«

»Ja«, sage ich, »das mag alles sein, aber seien Sie mir bitte nicht böse ... Aber Sie sind nun mal auch keine Götter in Weiß! Jeder Mensch und jeder Körper reagiert anders!«, füge ich noch hinzu.

Sie lächelt mich an: »Da haben Sie natürlich recht, wir sind wirklich keine Götter in Weiß. Ich wollte Ihnen auch nur ganz ehrlich sagen, wie Ihre Situation aussieht. Der Chefarzt hat mir mitgeteilt, dass keiner der Ärzte die Operation durchführen will, weil Ihr Krebs sehr nahe am Herz liegt, das ist sehr selten. Das Risiko wäre einfach zu groß gewesen, dass Sie schon während der Operation den Ärzten unter den Händen wegsterben. Von daher bekommen Sie jetzt erst mal sechs Monate lang eine Chemotherapie, mit täglicher Bestrahlung.

Wissen Sie, was das heißt?«, fragt sie mich noch mal.

»Nein«, sage ich, »aber sie werden es mir sicher gleich genau erklären.«

»Die Chemo ist ein hochgradiges Gift, das über einen Tropf, den Sie täglich angehängt bekommen, in ihren Körper fließt, damit der Krebs kleiner wird, oder im günstigsten Falle ganz abstirbt. Die Chemo wird in unserem Labor auf jeden Patienten individuell abgestimmt. Des Weiteren bekommen sie jeden Tag eine zehnminütige Bestrahlung, auch diese soll den Tumor verkleinern und zerstören. Das Ganze geht sechs Monate. Die Chemo bekommen Sie jeweils alle drei Wochen während eines einwöchigen stationären Aufenthalts hier bei uns in der Klinik. Da Sie zwei Chemos pro Tag bekommen und wir Ihnen bei der Größe des Krebses die aggressivste Chemo geben müssen, die es gibt, müssen Sie je eine Woche hier in der Klinik bleiben, damit wir Sie jeden Tag unter Kontrolle haben, um zu sehen, wie Sie die Chemo vertragen, wie sich die Blutwerte verändern und einfach für uns und für Sie zur Sicherheit, dass Ihnen nichts passiert. Während der Bestrahlung und der Chemo dürfen Sie nicht Auto fahren. Das heißt, Sie müssen sich einen Fahrer von der Krankenkasse besorgen, der Sie jeden Tag zur Bestrahlung hierher fährt und alle drei Wochen zur Chemotherapie. Ich schreibe Ihnen noch ein Rezept für einen Fahrer auf, das sie bei ihrer Krankenkasse einreichen können. Sie können dann auch mit denen telefonieren und sich einen Fahrer benennen lassen, der Sie dann stets abholt und wieder nach Hause fährt. Die Krankenkassen kennen meistens die Fahrer, die für unsere Kliniken hier zuständig sind.« Sie macht eine kurze Pause. Dann plötzlich: »Ach, warten Sie, Frau

Roggenkamp! Wir können das Ganze auch gleich klären.« Gesagt getan, die Ärztin greift zum Telefon. Ruck, zuck hat sie bei der Krankenkasse angerufen und den Fahrer für meinen Wohnort ausfindig gemacht. Sie lässt sich seine Telefonnummer geben und ruft ihn auch gleich an. Sie erklärt ihm den Sachverhalt und sagt ihm, dass er mich bitte zukünftig in die Klinik fahren und nach Hause bringen soll. Dann legt sie auf und wendet sich wieder mir zu. »Wir fangen morgen mit ihrer Chemotherapie an«, sagt sie. »Wir nehmen Sie noch heute stationär auf. Außerdem müssen wir Ihnen noch einen Port legen!«

»Was ist denn ein Port?«, frage ich.

»Das ist ein kleines Plastik-Kästchen, was man Ihnen unter die Haut setzt. Dort kommt dann die Nadel für die Chemo rein. Das hat den Sinn, dass man nicht jedes Mal eine neue Nadel für die Chemo setzen muss, da diese sowieso recht schnell verstopfen. Auch kann man dann über den Port Blut abnehmen.

Des Weiteren werden wir in den sechs Monaten, in denen Sie die Chemo bekommen, zwischendurch eine Computertomographie und eine Magnetresonanztomographie machen, um zu sehen, ob sich der Tumor schon verkleinert hat oder eventuell ganz tot ist. So!«, sagt sie, »das war es erst einmal für heute, gehen Sie jetzt bitte in das gegenüberliegende Gebäude in den dritten Stock. Die Krankenschwestern werden Sie dort übernehmen. Sie wissen auch schon Bescheid, dass heute noch eine zusätzliche Patientin kommt. Sie müssen sich dort um nichts kümmern.« Dann drückt sie mir einen Stapel Papiere in die Hand: »Diese geben Sie bitte auf der Station bei der Schwester ab!«, sagt sie. »Haben Sie noch Fragen?«

»Nein«, sage ich, »ich denke, das war erst mal eine ganze Menge, die ich jetzt zu verdauen habe.«

Sie steht auf und gib mir die Hand: »Viel Glück, Frau Roggenkamp, wir sehen uns ja jetzt öfter. Ach ja!«, hält sie mich zurück, »hätte ich fast vergessen, Frau Roggenkamp. Sie werden durch diese aggressive Chemo all ihre Haare verlieren.«

»Na, das sind ja tolle Aussichten!«, sage ich noch zu ihr, wie ich schon an der Türe stehe.

»Wann immer Sie Fragen haben«, sagt sie jetzt, »wenden Sie sich an mich, Sie finden mich immer hier unten in der Radiologie. Außerdem wird morgen der Chefarzt der Strahlenklinik noch einmal bei Ihnen vorsprechen, um Ihnen nochmals alles genau zu erklären!«

Mit gemischten Gefühlen verlasse ich das Zimmer der Ärztin, und gehe rüber in das andere Gebäude in den dritten Stock. Meine Gefühle sind nun doch etwas durcheinandergeraten, weil ich so langsam doch realisiere, dass ich tatsächlich Lungenkrebs habe. Außerdem bedrückt mich diese Krankenhausatmosphäre. Ich mag den Geruch nicht und habe sowieso mit Krankheiten und Ärzten nie etwas am Hut gehabt. Oben im dritten Stock angekommen übergebe ich der Schwester, die mir gerade entgegenkommt, die Unterlagen, die mir die Ärztin überreicht hat.

»Sie sind Frau Roggenkamp?«, sagt sie, ich nicke nur. »Wir haben schon auf Sie gewartet, Sie sind heute unser letzter Patient.«

Sie ist sehr nett.

»Wir sind eine Tagesklinik, zu uns kommen normalerweise

die Patienten, die nur einen Tag hierbleiben und am Abend wieder nach Hause fahren. Wir sind eigentlich nur bis 16:00 Uhr verantwortlich, ab da übernimmt das untere Stockwerk die Patienten. Wenn dort aber alle Betten belegt sind, kommen Patienten auch mal für eine Nacht zu uns. Sie jedoch«, sagt sie, »bleiben generell alle drei Wochen eine Woche hier bei uns auf der Station, das wurde von dem Chefarzt der Uniklinik, wo Sie vorher gewesen sind, angeordnet. Er möchte, dass Sie während der Chemotherapie ständig unter Kontrolle stehen. Alle Patienten, die hier auf unserer Station sind, bekommen Chemotherapie. Sie liegen in Zimmer Nummer 26 ganz vorne, die erste Tür rechts!«, erklärt sie mir. »Warten Sie«, sagt sie, als mich schon abwenden will, »ich bringe Sie hin.«

Sie begleitet mich in mein Zimmer. Das Bett am Fenster ist noch frei, die anderen beiden sind bereits belegt. Ich gehe also zu meinem Bett, stelle meine Tasche hin und setze mich erst einmal seufzend.

»Ich komme nachher noch einmal vorbei!«, sagt die Schwester und verlässt das Zimmer.

Ich packe meine Sachen aus und fühle mich auf einmal überhaupt nicht mehr wohl. Auf einmal fühle ich mich sehr einsam, allein und verlassen. Niemand da, an den ich mich anlehnen könnte. Niemand da, der mich tröstet und mir Kraft geben kann. Krankenhaus war noch nie mein Ding gewesen. Da fühle ich mich schon immer zurückversetzt in meine Kinderheim-Zeit.

Wieder schweifen meine Gedanken für eine kurze Zeit dorthin ab. Auch da lag ich allein in meinem Bett und träumte von einem schönen Zuhause, in dem ich Liebe, Wärme und

Geborgenheit erfahre. Dass man mal in den Arm genommen wird und einem gesagt wird, dass man geliebt wird. Diese Wärme, diese Liebe auch zu spüren, das wünschte ich mir damals sehr. So wie auch jetzt wieder. Ich hatte schon als Kind im Heim gelernt, meine Tränen vor anderen zu verbergen und alles mit mir allein auszumachen. Niemand, absolut niemand wusste, wie es wirklich in mir aussah. Meine Gefühle vor anderen zu verbergen und meine Tränen nicht zu zeigen, das hatte ich damals gelernt und das hat sich bis heute so erhalten.

Die Zimmertür geht auf, ich schrecke aus meinen Gedanken auf. Mein Blick geht automatisch zur Tür, eine Frau kommt herein. Sie sieht mich, nickt mir zu und geht zu ihrem Bett. Ich muss mich zusammenreißen, dass sie mir meinen Schock über ihren Anblick nicht ansieht. Ich denke aber, dass sie sehr wohl weiß, dass jeder, der sie das erste Mal sieht, über ihren Anblick total erschrocken ist. Aus ihrem Mund hängen lange weiße Stäbe heraus. Mein Gott, denke ich, wie furchtbar ist das denn? Diese Frau kann einem ja in der Seele leidtun. Ich bin wirklich schockiert!

Ich hatte mir bereits meinen Jogginganzug angezogen, meine Sachen ausgepackt und in den Schrank gehängt. Nun bemühte ich mich sehr, nicht in Richtung dieser Frau zu schauen. Sie spricht mich jedoch an, aber ich verstehe sie ganz schlecht, weil sie diese Stäbe im Mund hat. »Bitte!«, frage ich, »was haben Sie gesagt?« Daraufhin nimmt sie einen Block, schreibt etwas auf und kommt zu mir ans Bett. Sie hält mir den Block unter die Nase, ich lese. Was ich für einen Krebs habe und warum ich hier bin, steht da. Ich schaue sie an: »Ich habe Lungenkrebs!«, sage ich, »und Sie?« Wieder schreibt sie etwas auf ihren Block: ›Ich habe Mundkrebs‹, lese ich dann. Irgendwie sind wir uns sofort von Anfang an sympathisch. ›Ich bleibe immer eine Nacht hier!‹, schreibt sie auf ihren Block und dann kann ich wieder für zwei Wochen nach Hause.‹

»Wie lange haben Sie diesen Krebs schon?«, frage ich sie.

›Seit vier Jahren!‹, schreibt sie auf den Block.

»Was?« rufe ich aus: »Seit vier Jahren schon! Wie lebt man denn damit?«

›Man lernt, damit zu leben!‹, gibt sie mir schriftlich zur Antwort und geht dann wieder in ihr Bett.

Ich kann mir nicht vorstellen, dass man mit so etwas leben kann, denke ich. Das ist doch kein Leben mehr, sie tut mir wirklich unendlich leid. Man sieht ganz deutlich, dass sie über ihren Bauch künstlich ernährt wird. Das wäre nichts für mich. Um sie nicht ständig anschauen zu müssen, lege ich mich nun auf mein Bett und schaue Fernsehen.

Nach einer Weile geht wieder die Zimmertüre auf und die dritte Patientin kommt herein, eine ältere Frau. Sie macht einen sehr eleganten und netten Eindruck. »Guten Tag!«, sagt sie in meine Richtung.

»Guten Tag!«, gebe ich zurück.

»Weshalb sind Sie hier?«, fragt sie gleich drauflos. Auch ihr teile ich meine Diagnose mit, frage dann nach ihrer.

»Ich habe Bauchspeicheldrüsenkrebs.«

»Na, das klingt aber auch nicht gerade so toll!«, sage ich. »Wie lange müssen sie hier bleiben?«, frage ich weiter.

»Alle zwei Wochen muss ich für eine Nacht hier in die Klinik, da hängt man mich an einen Chemo-Tropf und am nächsten Morgen kann ich wieder nach Hause. Und Sie?«, fragt sie mich.

»Ich muss alle drei Wochen eine Woche stationär hier bleiben!«, gebe ich ihr zur Antwort.

Ich widme mich wieder dem Fernsehprogramm. Hoffentlich sind an dem Wochenende, wenn ich nach Hause komme, die beiden Bücher über den Krebs da. Dann habe ich hier im Krankenhaus wenigstens etwas zu lesen. Mich interessiert inzwischen brennend, was die beiden Frauen über den Krebs zu schreiben haben. Wie sie damit umgegangen sind, wie sie ihn erlebt haben und wie sie mit dem ganzen Drumherum klargekommen sind.

Die Schwester von heute Nachmittag betritt das Zimmer. »So, Frau Roggenkamp«, sie kommt an mein Bett, »ab morgen geht es für Sie los. Morgen früh wird Ihnen Blut abgenommen, Blutdruck und Fieber gemessen. Dann wird Ihr Blut ins Labor geschickt und dort wird die Chemo für Sie spezifisch zusammengestellt. Sie bekommen eine sehr hohe Dosis, weil Ihr Tumor bereits sehr groß ist und schnellstmöglich verkleinert werden muss, das wissen Sie ja bereits. Des Weiteren gehen Sie morgen früh gleich erst einmal rüber in die Uniklinik, dort wird man Ihnen an ihrem Hals ein Röhrchen legen, weil sie noch keinen Port haben und wir die Chemo nicht über eine normale Venennadel laufen lassen können!«

»Na, das klingt ja sehr vielversprechend!«, sage ich zu ihr.

»Die Ärzte haben noch keinen OP-Termin für Sie, um Ihnen einen Port zu setzen, der ist erst nächste Woche. Deshalb müssen wir Ihnen ein Röhrchen an ihren hübschen Hals setzen, damit wir umgehend mit der Chemo beginnen können.«

»Toll, ich bin begeistert!«, sage ich zu ihr.

»Das wird nicht weh tun, Frau Roggenkamp, keine Sorge!«

»Ihr Wort in Gottes Ohr!«, sage ich.

»Ein Fahrer holt Sie morgen früh für die OP in der Uniklinik ab!«

»Ich kann doch hinüberlaufen!«

»Nein, das ist Vorschrift. Solange Sie hier bei uns stationär sind, dürfen wir Sie nicht allein rüber in die andere Klinik laufen lassen. Auch können Sie morgen schon zu ihrer ersten Bestrahlung gehen, diese bekommen Sie jeden Tag mit der Chemo zusammen. Wenn nun noch etwas sein sollte, dann klingeln Sie bitte oder gehen selbst ein Stockwerk tiefer, denn die Schwestern dort sind ab jetzt bis morgen früh 6:00 Uhr für Sie zuständig. Nun wünsche ich allen noch einen schönen Abend!«, sagt sie in die Runde und verlässt das Zimmer. Die Schwester heißt Wolf und ich empfinde sie als sehr nett und angenehm. Nun hat sie mir wieder so viel mitgeteilt und erklärt – mir raucht der Kopf. Aber sie ist trotzdem sehr nett.

Die Frau mit dem Bauchspeicheldrüsenkrebs hat Besuch bekommen – es ist ihr Mann. Er ist, soweit ich das jetzt nach vielleicht 15 Minuten beurteilen kann, ein sehr fürsorglicher Mann, außerdem sieht er toll aus. Er ist sehr lieb zu ihr. Das finde ich schön, denn ich denke, gerade in dieser Zeit benötigt man besonders viel Aufmerksamkeit. Was mir besonders gut an ihm gefällt: Er hat sich, als er das Zimmer betrat, zu allererst die Hände desinfiziert. Finde ich ganz toll, diese Umsicht und Rücksichtnahme.

Die Ärztin unten in der Strahlenklinik hatte mir auch noch erklärt, dass man während der Chemo-Therapie besonders vorsichtig sein soll, da man gerade in dieser Zeit sehr empfänglich ist für irgendwelche Bakterien. Ich soll während der Behandlung große Menschenmassen meiden und mich auch von Menschen fernhalten, die schon eine Erkältung oder auch nur einen Schnupfen haben. Von daher finde ich das mit dem Hände desinfizieren wirklich super.

Auch die Frau mit dem Mundkrebs bekommt nun Besuch – ihre Tochter. Sie allerdings desinfiziert sich nicht die Hände, ich sage aber natürlich nichts. Die Frau mit dem Mundkrebs wirkt unwahrscheinlich tapfer, kann ich nicht anders sagen. Ich würde das mit Sicherheit keine vier Jahre mitmachen.

Durch die beiden Besuche wird mir wieder bewusst, wie allein ich hier eigentlich bin. Ich war gespannt, ob mich einer meiner sogenannten Freunde irgendwann auch mal besuchen würde, sei es Jasmin, Paul oder meine Vermieter. Eigentlich sind wir ja sehr gute Freunde und gute Freunde besuchen sich in schwierigen Zeiten, denke ich. Noch gehe ich davon aus, dass es so sein wird. Meine Familie kann mich nicht besuchen, die wohnten alle definitiv zu weit weg, leider.

Die Frau mit dem Bauchspeicheldrüsenkrebs verlässt jetzt mit ihrem Mann das Zimmer und auch die Tochter von der Frau mit dem Mundkrebs ist bereits wieder gegangen. Spontan stehe ich auf und gehe zu der Frau ans Bett. Sie tut mir wirklich in der Seele leid und irgendwie haben wir beide von Anfang an einen besonderen Draht zueinander. Ich setze mich auf ihr Bett, frage sie, wie sie das seit vier Jahren aushält. Sie schreibt auf ihren Block: ›Das ist oft nur äußerlich. Marina, ich würde am liebsten in die Schweiz fahren, aber meine Tochter gibt mir die Adresse nicht.‹

Wir waren wie selbstverständlich ins Du übergegangen. »Die

Schweiz?« frage ich?.

›Ja‹, schreibt sie, ›in der Schweiz ist Sterbehilfe erlaubt.‹

»Willst du wirklich sterben?«, frage ich sie!

›Nein‹, schreibt sie auf ihren Block, ›dafür lebe ich zu gerne, das ist nur manchmal so.‹

»Was hält dich in diesem Leben?«, frage ich sie jetzt ganz offen.

Wieder schreibt sie auf ihren Block. ›Ich will wissen, wie es mit meiner Tochter weitergeht und will sehen, wie meine Enkelin aufwächst! Das hält mich am Leben.‹

Gut, denke ich, das ist natürlich ein Argument. Ich habe keine Kinder, kann keine bekommen. Mein Exmann und ich haben sechs künstliche Befruchtungen hinter uns, jedoch ohne Erfolg. Allerdings habe ich mich schon seit Jahren damit abgefunden.

Während wir uns unterhalten, fängt die Frau plötzlich an zu weinen. Ihre Tränen zerreißen mir wirklich das Herz. Ich nehme sie in den Arm und tröste sie!

»Wollen wir zusammen hier aus dem Fenster springen?«, frage ich sie, irgendwie ist mir auf einmal auch zum Weinen, die ganze Situation mit dieser Frau und auch mit mir selbst wächst mir gerade über den Kopf. Ich wiederhole meine Frage, da schaut sie mich erschrocken an. ›Nein!‹, schreibt sie, ›dafür bin ich zu ängstlich.‹

»Ja, du hast recht!«, sage ich zu ihr, »es ist auch nicht hoch genug, und so ungeschickt wie ich bin, breche ich mir bestimmt nur ein Bein.«

Sie lacht jetzt und es ist schön, sie lachen zu sehen und auch ich lächle zumindest wieder. Ich drücke sie noch mal ganz fest und gehe wieder zurück in mein Bett. Den Rest des Abends schauen wir nur noch Fernsehen. Irgendwann drehe ich mich auf die Seite, mache die Augen zu und bin dann unversehens eingeschlafen.

Am nächsten Morgen geht schon um 6:30 Uhr die Zimmertüre auf. Die Nacht war ziemlich lang, weil die Frau mit dem Bauchspeicheldrüse Krebs geschnarcht hat –ich hasse dieses Geräusch. Ich werde da echt total aggressiv von. Die Menschen können zwar nichts dafür, aber ich kann auch nichts dafür. Ich kann einfach nicht schlafen, wenn jemand schnarcht. Da würde ich am liebsten aufstehen und der betreffenden Person ein Kissen ins Gesicht drücken, damit endlich Ruhe ist. Das klingt zwar extrem hart, aber dieses ›Sägen‹ macht mich wirklich total aggressiv.

Die hereingekommene Schwester geht jetzt nacheinander zu jeder von uns und misst die Temperatur, den Blutdruck, gibt eine Thrombosespritze und trägt die Daten der jeweiligen Patientin in deren Krankenakte ein. Nachdem sie uns versorgt hat, verlässt sie wieder den Raum.

Die Frau mit dem Bauchspeicheldrüsenkrebs steht nun auf und geht ins Bad. »Muss noch mal jemand vorher auf die Toilette«, fragt sie, »bevor ich jetzt hier das Bad belagere?

»Nein!«, sage ich, und auch die Frau mit dem Mundkrebs schüttelt den Kopf. Ich finde das sehr nett, dass die Frau uns vorher gefragt hat, sie ist wirklich elegant und sehr nett. Als sie fertig ist, gehen wir beiden anderen nacheinander ins Bad.

Bis wir alle so weit sind, ist es 8:00 Uhr – Frühstückszeit. Zum Glück muss ich zu dieser OP nicht nüchtern erscheinen.

Ich habe auf meinem Teller zwei Brötchen, Wurst, Käse, Margarine und Marmelade. Die Frau, die das Frühstück bringt, sagt zu mir: »Nachher bekommen Sie eine Speisekarte, da können Sie sich dann aussuchen, was sie morgens, mittags und abends zu Essen wünschen!«

»Ist gut!«, sage ich.

Sie hat das Frühstück für die Frau mit dem Bauchspeicheldrüsen-Krebs und für mich auf den Tisch gestellt, der mitten im Raum steht. Ich stehe auf, setze mich an den Tisch.

»Den Kaffee müssen Sie sich draußen holen!«, sagt meine Mitpatientin zu mir und geht vor mir zur Tür. »Soll ich Ihnen einen mitbringen?«, fragt sie mich.

»Nein, nein«, sage ich, »ich hole mir den schon selbst! Dankeschön!« Ich stehe auf und gehe mit ihr nach draußen. Dort steht ein großer Wagen mitten im Gang, darauf stehen Kaffee, Tee, Wasser und Saft.

Eine Krankenschwester kommt auf mich zu: »Ich komme gleich zu Ihnen, Frau Roggenkamp, zum Blut abzunehmen. Wir müssen ja die Chemo für Sie im Labor schnellstmöglich zusammenstellen.«

Also gehe ich mit meinem Kaffee, den ich mir gerade eingeschenkt habe, umgehend wieder in mein Zimmer. Die Schwester, die mich auf dem Gang angesprochen hat, kommt kurz darauf zu mir an mein Bett und nimmt mir Blut ab. Auch diese Schwester scheint sehr nett zu sein und vor allen Dingen beherrscht sie wohl ihr Handwerk, denn ich merke so gut wie gar nichts. Gott sei Dank, denke ich, endlich mal eine, die Blut abnehmen kann und nicht herumstochert, bis sie eine Vene gefunden hat.

»Na, das hat doch bestens geklappt!«, sagt sie zu mir, nimmt die Röhrchen und verlässt das Zimmer. Sie kommt noch mal zurück steckt den Kopf durch die Zimmertür und sagt: »Frau Roggenkamp, wenn man Ihnen das Röhrchen am Hals gelegt hat, gehen Sie bitte umgehend zur Bestrahlung. Das ist dort, wo sie gestern mit der Ärztin das Gespräch hatten. Sie können sich davor auf einen Stuhl setzen, sie werden dann automatisch aufgerufen!«

»Alles klar!«, sage ich, dann schließt sie die Tür hinter sich.

Nachdem ich mit dem Frühstück fertig bin, gehe ich ins Bad und mache mich zurecht. Es klopft an der Tür, eine der beiden Frauen sagt »Herein«. Es ist der Fahrer, der mich in die Uniklinik bringen soll. »Sind Sie Frau Roggenkamp?« Ich nicke. »Können Sie allein laufen?«, fragt er mich dann.

»Natürlich«, sage ich.

»Also los!«, entgegnet er dann. Bevor ich mit dem Fahrer gehe, verabschiede ich mich noch von den beiden Frauen. Die Frau mit dem Mundkrebs umarmt mich, ich drücke sie ebenfalls und sage zu ihr: »Kopf hoch!« Sie drückt mich noch einmal ganz fest und lächelt. Die andere gibt mir nur die Hand und wünscht mir alles Gute.

Der Fahrer und ich gehen zusammen nach unten zu seinem Wagen. Es ist ein richtiger Notarztwagen, was mich doch überrascht. Ich hatte mit einem Klinikwagen, der die Patienten hin und her fährt, gerechnet, aber nicht mit einem Notarztwagen.

Zwei Straßen weiter befindet sich schon die Uniklinik. »Verrückte Welt!«, sage ich zu ihm: »Für die kurze Strecke müssen Sie jetzt extra hierher kommen und mich fahren!«

»Das ist versicherungstechnisch notwendig, das muss so

sein!«, sagt er nur.

In der anderen Klinik angekommen bringt der Fahrer mich genau dorthin, wo ich hin muss. Auch dort scheinen sie schon auf mich zu warten, da die Schwester gleich auf mich zukommt und nach meinem Namen fragt. Als ich bejahe, lächelt sie und sagt: »Gut!, dann kommen Sie bitte gleich mit!«

Ich laufe hinter ihr her in einen OP-Raum. »Sie müssen nur Ihren Pullover ausziehen!«, sagt sie dann. »Und legen Sie sich bitte dort auf den Tisch. Haben Sie Angst?«, fragt sie mich noch.

»Noch nicht!«, antworte ich. »Allerdings stelle ich mir die Prozedur am Hals nicht besonders witzig vor!«, füge ich hinzu.

»Sie bekommen eine Teilnarkose, Sie werden nichts davon merken!«

»Na, das will ich hoffen!«, sage ich.

Ich lege mich auf den OP-Tisch, die Schwester bereitet alles vor. Sie legt die notwendigen Materialien und Instrumente bereit und kurz darauf kommt ein Arzt und gibt mir eine Spritze in die Schulter. »Die ist zur Beruhigung und zur Betäubung«, erklärt er mir.

Ich schließe die Augen, denn jetzt wird mir auf einmal doch recht mulmig. Nach vielleicht zehn Minuten kommt der Arzt wieder. »So, nun geht es los!«, sagt er, »nun müsste alles betäubt sein.«

Ich schließe wieder meine Augen. Die Schwester stellt sich neben mich und nimmt meine Hand. Sie hat bestimmt meine Nervosität gespürt. Dann legt der Arzt los. Es ist ein echt unangenehmes Gefühl, wenn dir da jemand am Hals rumfummelt. Du hörst die Geräusche, spürst einen Druck, kannst aber nichts sehen. Langsam werde ich doch sehr unruhig. Der Arzt unterbricht kurz die OP. »Tut Ihnen etwas weh?«, fragt er mich.

»Nein!«, sage ich, »Es ist alles okay, es ist nur extrem unangenehm!«

»Es passiert nichts Schlimmes!« Die Schwester drückt meine Hand.

Nun fängt er an, irgendetwas in meinen Hals zu schieben, das spüre ich ganz deutlich, und wieder werde ich ziemlich unruhig. »Sie haben es gleich geschafft!«, sagt er, »nur das Röhrchen will nicht so wie ich will, also muss ich etwas nachhelfen.« Na toll, denke ich und wieder drückt er an meinem Hals herum und macht und tut. Es ist inzwischen mehr als unangenehm und langsam mag ich nicht mehr. Und dann, kurz bevor ich die Krise kriege, ist es endlich vorbei.

»Jetzt haben Sie es geschafft!«, sagt der Arzt zu mir, »jetzt liegt alles da, wo es liegen soll.«

»Bleiben Sie bitte noch ein paar Minuten liegen«, wendet sich nun die Schwester an mich, »ich sage Ihnen, wann Sie aufstehen dürfen.«

Der Arzt verabschiedet sich von mir und wünscht mir alles Gute. Nach etwa fünf Minuten ist das Gefühl an meinem Hals dann wirklich erträglich. »Sie können jetzt aufstehen!«, sagt die Schwester, hilft mir dabei, mich anzuziehen und verabschiedet sich von mir. »Viel Glück!«, sagt auch sie.

Ich bedanke mich und verlasse den OP-Saal. Draußen steht bereits der Fahrer, der mich nun in die Strahlenklinik bringen soll. »Können Sie laufen?«, fragt er mich wieder.

»Ja, klar!«, antworte ich nur und folge ihm zu seinem Wagen. Dann geht es zurück in die Strahlenklinik.

»Nach oben kann ich allein gehen!«, sage ich zu ihm, als wir gemeinsam aussteigen.

»Nein, tut mir leid, ich muss sie bis in den dritten Stock begleiten, so ist das vorgeschrieben!« Also begleitet er mich bis in den dritten Stock und sogar bis zu meinem Zimmer, verabschiedet sich davor von mir. »Bis zum nächsten Mal!«, sagt er und geht. Ein nächstes Mal wird es nicht geben! Ich schwöre mir schon jetzt nach dieser Halstortur dass ich niemals wieder rauchen werde!

Als ich wieder in meinem Zimmer bin, sind die beiden Frauen bereits verschwunden. Ich bin ein bisschen traurig, dass sie nach Hause durften und ich nicht. Aber ich werde in Zukunft wohl damit leben müssen, dass das alle drei Wochen der Fall sein wird. Alle anderen Patienten dürfen nach einer Nacht nach Hause, nur ich muss bleiben.

Zeit zum Nachdenken habe ich nicht. Ich muss mich auf den Weg zur Bestrahlung machen. Ich schließe die Zimmertür erneut hinter mir und gehe los. Vor meinem Zimmer sitzen jetzt eine ganze Menge Menschen im Flur. Was die wohl alle hier wollen, überlege ich und gehe weiter.

Unten in der Strahlenklinik angekommen, setze ich mich – wie geheißen – auf einen Stuhl. Auch hier sitzen schon einige andere Patienten und warten auf ihre Behandlung. Und nun warte auch ich darauf, dass ich aufgerufen werde. So sitze ich da und warte und warte und warte und wieder könnte ich die Krise kriegen, weil mir diese Warterei auf die Nerven geht. Und dann endlich! Nach bestimmt einer Stunde werde ich aufgerufen. Ich werde in eine Kabine geschickt. »Machen Sie bitte Ihren Oberkörper frei und kommen dann in den Bestrahlungsraum, der direkt an der Kabinentür angeschlossen ist!«, sagt die Schwester. Nachdem ich mich entkleidet habe, betrete ich den Raum außerhalb der Kabine. Hier steht eine große Röhre.

»Bitte legen Sie sich darauf!«, sagt die Schwester nun und zeigt mit dem Finger zur Röhre. »Und dann, bitte nicht mehr bewegen!«, fügt sie noch hinzu.

Als ich auf der Röhre liege, kommen nun zwei Schwestern. Sie richten gemeinsam das Gerät, das über mir hängt, aus. Außerdem malen sie jetzt auch noch Striche und Punkte auf meinen Oberkörper. Was soll denn das?, denke ich, frage aber nicht nach. Dann zieht die eine Krankenschwester das Gerät ganz nahe herunter bis zu meinen Oberkörper. »Nun bitte, etwa fünf Minuten wirklich nicht bewegen!«, sagt die eine Schwester zu mir.

Beide verlassen sie nun den Raum und schließen die Tür hinter sich. Ich versuche mein Bestes, ganz ruhig liegen zu bleiben. Es ist keine Röhre, die über geschlossen wird, deshalb habe ich auch keine Platzangst. Das Gerät stört mich in keinster Weise, auch wenn es ganz nahe an mir liegt. Von der Bestrahlung merke ich überhaupt nichts. Sie ist weder kalt noch warm, noch habe ich irgendwelche Schmerzen dadurch.

Nach etwa fünf Minuten geht die Tür auf, eine Schwester betritt den Raum. »So, Sie haben es geschafft, Frau Roggenkamp, die erste Bestrahlung haben Sie hinter sich gebracht.« Sie tritt an die Röhre, schiebt das Gerät nach oben und sagt: »Sie können jetzt aufstehen. Den Termin für morgen gibt Ihnen meine Kollegin. Sie haben ja jetzt jeden Tag circa fünf Minuten Bestrahlung!«

»Ist gut!«, sage ich, stehe auf, gehe in die Kabine und wünsche der Schwester im Vorbeigehen noch einen schönen Tag. »Dankeschön!«, sagt sie und lächelt mir zu. Ich ziehe mich an und gehe wieder hoch auf die Station in mein Zimmer.

Der Gang ist immer noch voller Menschen. Hier geht es zu wie auf einem Bahnhof, überlege ich.

In meinem Zimmer angekommen, gehe ich erst einmal ins Bad und wasche mir die Kriegsbemalung von meinem Brustkorb, die sie mir vor der Bestrahlung darauf gemalt haben. Danach setze ich mich auf mein Bett und stelle den Fernsehapparat an. Was will man hier auch sonst machen? Noch habe ich ja meine Bücher nicht.

Um 12:00 Uhr gibt es Mittagessen. Eine Schwester kommt herein, stellt das Tablett auf den Tisch und wünscht mir einen guten Appetit. Auch ist jetzt für mich eine Speisekarte dabei, auf der ich ankreuzen kann, was ich essen will. Na ja, denke ich, ich kann mir nicht vorstellen, dass hier irgendwas schmeckt, aber ich schaue alles durch und mache immer da ein Kreuz, bei dem ich denke, dass es eventuell essbar sein könnte. Das meiste, was ich aussuche, ist vegetarisch, da ich die Erfahrung gemacht habe, dass das Fleisch im Krankenhaus gar nicht genießbar ist.

Entweder hatte ich die Visite durch meine OP und Bestrahlung verpasst oder die Ärzte waren wirklich noch nicht da. Gegen 16:00 Uhr kommt jedenfalls eine Schwester in mein Zimmer und steuert direkt mich zu. »So, Frau Roggenkamp, Ihre erste Chemo ist jetzt da, wir können beginnen. Legen Sie sich bitte hin!«

»Wieso soll ich mich hinlegen?«, frage ich sie.

»Es ist dann für mich leichter, Sie zu verkabeln!« Und genau das tut sie nun: Sie verkabelt mich mit dem Röhrchen an meinem Hals, hängt eine Flasche an den Ständer, den sie an mein Bett geschoben hat und sagt, dass dieses jetzt erst einmal ein Medikament gegen Übelkeit sei, was sie mir da einflöße.

»Waren die Ärzte eigentlich schon zur Visite da?«, frage ich sie.

»Ja, die sind schon lange durch, aber zu Ihnen kommt später noch einmal ein Arzt.«

Dann ist es ja gut, denke ich.

»Bis das Medikament gegen Übelkeit durchgelaufen ist, dauert es circa 15 Minuten!«, sagt sie, »dann klingeln Sie bitte. Ich komme dann und hänge ihnen die Chemo an.«

»Ist gut«, sage ich und sie verlässt das Zimmer. Gleich darauf geht die Türe wieder auf und zwei junge Frauen betreten den Raum. Sie sind wirklich noch sehr jung; die eine schätze ich so auf 25 und die andere dürfte so an die 38 Jahre alt sein. Die von mir jünger geschätzte Frau belegt das Bett neben mir und die andere legt sich in das Bett, das rechts neben der Eingangstüre steht. So jung und schon Krebs, überlege ich, das ist wirklich ein hartes Schicksal. Die junge Frau, die neben mir liegt, spricht mich sofort an und geht auch gleich ins Du über: »Ich bin Claudia, und du?«, fragt sie.

»Ich heiße Marina!«

»Und was hast du für eine Krankheit?«, fragt Claudia.

»Ich habe Lungenkrebs, und du?«, frage ich zurück.

Das hätte ich wohl besser nicht gefragt, denn sie fängt nun an ausführlich zu erzählen, wo sie überall Krebs hat, was das für ein Krebs ist, wie das Ganze ihr Leben beeinflusst hat, was sie schon alles durchgemacht hat und wie es nun weitergehen soll. Sie plappert und plappert und hört gar nicht mehr auf, sie redet ohne Luft zu holen. Die andere Frau wirft mir einen vielsagenden Blick zu. Anscheinend kennt sie die junge Frau schon. Claudia scheint in ihrer Krankheit vollends aufzugehen, und vielleicht ist es auch bei ihr das Einzige, was sie noch hat, überlege ich mir. Sie hat Unterleibskrebs, der sich schon weitgehend in ihrem Körper ausgebreitet haben soll. Also dafür, dass sie so viele Krebsarten hat, wirkt sie noch ganz munter, das kann ich wirklich nicht anders sagen.

Nachdem sie ihren Vortrag beendet hat, sagt sie, dass sie jetzt noch mal zu dem Arzt geht und mit diesem über ihre Krankheit sprechen will und verlässt das Zimmer. Nachdem sie draußen ist, stellt sich die andere Patientin mir nun vor: »Ich heiße Renate!« Auch sie hat Unterleibskrebs, erfahre ich. Sie ist eine sehr hübsche Frau und mir gleich sympathisch. Sie ist von Beruf Rechtsanwältin und redet nicht ununterbrochen wie Claudia. »Claudia«, sagt Renate jetzt, »ist immer so, sie redet und redet und redet und immer nur von ihrer Krankheit, ich kenne sie gar nicht anders. Wir haben wohl denselben zeitlichen Therapieplan, denn jedes Mal, wenn ich die eine Nacht hier bin, ist auch sie hier!«

»Na, das sind ja tolle Aussichten«, sage ich, »ich mag es überhaupt nicht, wenn jemand ständig nur von Krankheiten spricht. Das finde ich nämlich total frustrierend und das zieht einem enorm runter.«

»Ja!«, sagt Renate, »das denke ich auch. Für mich gibt es noch andere Dinge im Leben als meine Krankheit!«

»Genauso sehe ich das auch!«, sage ich. In Gedanken werde ich Renate zukünftig meine kleine Prinzessin nennen – meine

Prinzessin ist wirklich eine sehr hübsche und wohl auch kluge Frau.

Der Wecker an meinem Gestell klingelt; das Mittel gegen die Übelkeit ist durchgelaufen. Wie mir geheißen, klingle ich nach der Krankenschwester. Kurze Zeit darauf geht die Zimmertüre auf, die Schwester kommt mit einem Beutel in der Hand, der mit einer komischen gelbflüssigen Substanz gefüllt ist zu mir.

»So, und jetzt bekommen Sie Ihre erste Chemo. Von den Beuteln hier bekommen Sie normalerweise zwei Stück am Tag und eine Bestrahlung von fünf Minuten. Heute allerdings – weil es schon so spät ist – bekommen Sie nur eine Chemo, ab morgen dann eine Woche lang die richtige Dosierung.« Bevor sie den Beutel mit meinem Halsröhrchen verkabelt, fragt sie noch: »Frau Roggenkamp, 29.10.1960?«

» Ja«, sage ich, »das wissen Sie doch!«

»Trotzdem!«, sagt sie, »wir müssen Sie das vor jeder Chemo fragen, damit auch wirklich keine Verwechslung passiert!«

»Okay«, sage ich, »jetzt weiß ich Bescheid!«

Sie steckt die Chemo an und verlässt wieder unser Zimmer.

»Deine erste Chemo?«, fragt Renate mich jetzt noch.

»Ja!«, sage ich. »Warum?«

»Nur so!«, sagt sie.

»Du hast das aber gerade so komisch gefragt, warum?«

»Nein!«, sagt Renate, » ich wollte es nur wissen, das ist alles. Wie lange musst du hier bleiben, Marina?«

»Ich muss leider jedes Mal hier eine Woche stationär verbringen.«

»Och!«, sagt sie, »armes Kind!«

»Na, Kind ist gut!«, lache ich, »ich bin immerhin schon 52

Jahre!«

»Du siehst aber viel jünger aus, Marina!«, sagt Renate.

»Danke!«, sage ich. »Und wie alt bist du?«

»Ich bin 35!«

»Du siehst auch jünger aus, außerdem bist du eine sehr hübsche Frau, eine richtige Prinzessin!«

»Danke!«, sagt sie und lächelt mich dabei an.

Claudia betritt nun wieder mit einer anderen Schwester das Zimmer und beide Frauen, Renate und Claudia, bekommen jetzt ihre Chemo angehängt. Renate stöhnt: »Schon wieder!«, sagt sie. »Ich kann diese Chemo nicht mehr sehen.«

»Warum?«, frage ich sie.

»Ich vertrage sie nicht, mir geht es danach hundeelend. Es ist zwar nur ein Beutel am Tag!«, sagt sie, »aber trotzdem finde ich das nicht besonders lustig. Ich muss noch zwei Chemos über mich ergehen lassen und dann ist es endlich vorbei!«, fügt sie noch hinzu.

»Ist dein Unterleibskrebs dann besiegt?«, frage ich.

»Ich hoffe es!«, sagt Renate, »aber eine Garantie gibt es natürlich nicht!«

Und auf einmal wirkt sie ziemlich lädiert und traurig. »He! Was ist los, Prinzessin?« Sie antwortet nicht, schaut nur traurig. Ich will sie trösten: »Das schaffst du schon, Unkraut vergeht nicht, das weißt du doch!« Jetzt lächelt sie mich an. »Na, siehst du!«, sage ich, »geht doch!«

Auch Claudia fängt jetzt wieder an, von ihrer Krankheit und ihrer Erfahrung mit der Chemo zu erzählen. »Mir hat die Chemo nichts ausgemacht!«, sagt sie. »Ich komme damit gut zurecht!« Und wieder plappert sie und plappert und plappert –

spricht ohne Punkt und Komma. Dieses Mal höre ich allerdings gar nicht mehr richtig zu. Ab und zu nicke ich in ihre Richtung, das war's dann aber auch schon. Ich kann es wirklich nicht ertragen, wenn jemand den lieben langen Tag nur von Krankheiten erzählt. Irgendwann verstummt sie schließlich.

Ich schaue in den Fernseher, schalte hin und her, von einem Programm ins andere. Meistens ist nur Klatsch und Tratsch zu sehen, das ist nicht so mein Ding. Also lege ich mich auf die Seite und versuche, ein bisschen zu schlafen. Dabei muss ich aufpassen, dass ich die Verkabelung nicht abreiße. Die Chemo soll ungefähr eine Stunde brauchen, bis sie durchgelaufen ist, danach wird mir noch eine große Flasche Kochsalzlösung angehängt, die für die Nacht ausreichen muss. Bisher merke ich nichts von der Chemo, außer dass ich vielleicht ein bisschen müde werde, aber das kann auch vom Herumliegen kommen, denn das bin ich nicht gewohnt. Vielleicht macht mich das müde, denke ich.

Als die Chemo durchgelaufen ist, klingle ich nach der Schwester. Ein Rotschopf steckt den Kopf in die Tür und fragt was los ist. »Die Chemo ist durch!«, sage ich zu ihr.

»Sie können mit dem Gestell auch zu mir in das Chemo-Zimmer kommen, dort hänge ich ihnen dann die Kochsalzlösung an. Sie müssen nicht nach mir klingeln.«

Also stehe ich auf und gehe mit dem Gestell in den Gang, bis in das Chemo-Zimmer, wo die Schwester von eben schon auf mich wartet. Hier sitzen die Patienten wie die Hühner auf der Stange und alle hängen sie an einem Tropf. Das berührt mich schon sehr, ein Schauer läuft mir über den Rücken. So viele Leute haben Krebs, denke ich. Das sind doch alles die, überlege ich, die seit heute Morgen auf dem Gang gesessen sind.

»Kommen Sie ruhig näher, Frau Roggenkamp«, sagt der Rotschopf nun zu mir.

Ich lenke dieses blöde Gestell in das Zimmer, hin zu ihr. Sie nimmt den leeren Chemo-Beutel von der Stange, hängt einen Beutel Kochsalzlösung dran und verkabelt es wieder mit dem Röhrchen an meinem Hals. »Normalerweise bekommen Sie zwei Chemos am Tag«, sagt sie, »aber das hat Ihnen ja meine Kollegin schon gesagt, oder?«

»Ja!«, sage ich.

»Wie viel wiegen Sie, Frau Roggenkamp?«

»Weiß ich nicht genau«, gebe ich ihr zurück.

»Dann gehen Sie bitte raus auf den Gang, dort steht eine Waage. Wiegen Sie sich, und bitte gewöhnen Sie sich an, dass Sie sich von nun an jeden Morgen vor dem Frühstück auf die Waage stellen. Wir brauchen jeden Morgen Ihr genaues Gewicht!«

Ich gehe raus auf den Gang schiebe das Gestell vor mich her, was auch einer gewissen Übung bedarf. Dabei halte ich Ausschau nach der Waage, die schon fast neben meinem Zimmer steht, gehe dorthin, stelle mich drauf und gehe danach wieder in das Chemo-Zimmer und nenne dem Rotschopf mein Gewicht: »Siebenundfünfzig Kilo!«, sage ich.

»Bei einer Größe von ...?«, fragt sie.

»Eins zweiundsiebzig«, sage ich zu ihr.

Sie trägt die Daten in meine Krankenakte ein. »Nun können Sie wieder in ihr Zimmer gehen, Sie sind fertig!«, sagt sie.

Also schiebe ich das Gestell wieder vor mich her, raus auf den Gang bis in mein Krankenzimmer und lege mich dort wieder auf mein Bett. Ich schaue zur ›Prinzessin‹. Diese hat sich herumgedreht und schlummert tief und fest. Ich schaue zu Claudia, spreche sie aber nicht an, damit sie nicht wieder anfängt, drauflos zu plappern. Ich lächle sie nur an und wende mich wieder dem Fernsehen zu.

Gegen 18:00 Uhr gibt es dann Abendbrot. Auf dem Tablett steht ein Teller mit Wurst, Käse und ein Stück Obst. Ich habe eigentlich gar keinen Hunger und schon gar nicht auf Brot. Ich bin nicht so der klassische Abendbrot-Esser. Ich esse lieber zweimal am Tag warm – mittags und auch am Abend. Brot esse ich eigentlich nur zum Frühstück.

Sie stellt wieder alle drei Tabletts auf den Tisch, der mitten im Zimmer steht. Ich erhebe mich aus meinem Bett und setze mich an den Tisch. Prinzessin schaut nur kurz auf, dreht sich wieder um und schläft weiter. Claudia setzt sich zu mir an den Tisch, und wieder fängt sie an und redet und redet und redet – und wieder nur über ihre Krankheit oder generell über Krankheiten. Diese Frau macht mich wirklich wahnsinnig, denke ich. Zum Glück ist sie nur eine Nacht da und ich hoffe sehr, dass sich das nicht noch ändert – einen zweiten Tag könnte ich ihre ständigen Krankheitsberichte nicht ertragen, dann würde ich ihr mit Sicherheit ordentlich die Meinung sagen; irgendwann platzt mir nämlich bei solchen Menschen der Kragen.

Claudia merkt überhaupt nicht, dass ich ihr gar nicht mehr antworte, sie hört sich wirklich am liebsten selbst reden. Es gibt solche Menschen, ist aber nicht schlimm, denn dann muss ich wenigstens nichts sagen.

Nach dem Abendbrot lege ich mich wieder auf mein Bett und schaue weiter fern.

Gegen 19:30 Uhr öffnet sich dann noch mal unsere Zimmertür. Der Arzt, der für diese Chemo-Station zuständig ist, betritt unser Zimmer. Er geht von einer Patientin zur anderen. Ich kann mir von Anfang an den Namen von dem Stationsarzt nicht merken, also nenne ich ihn ›Bärchen‹, denn er trägt ziemlich viel Gewicht mit sich herum. Und das als Arzt, denke ich, das wundert mich schon sehr.

Dann steht er vor meinem Bett. »Frau Roggenkamp«, sagt er, »wie geht es Ihnen?«

»Soweit gut, noch zumindest! Mir wäre ehrlich gesagt eine Operation lieber gewesen!«, sage ich auch zu ihm, »dann hätte ich wenigstens schon alles hinter mir!«

Er lächelt. »Das kann ich mir vorstellen, aber wie Sie wissen, war das Risiko einfach zu groß. Wir wollen versuchen, dass wir Ihren Tumor kleiner bekommen und dann können wir erst an eine Operation denken. Und Sie haben wirklich in den vergangenen drei Monaten gar nichts von dem Tumor bemerkt?«

»Nein!«, sage ich, »ich habe nur gehustet und ich bin dann eigentlich nur zum Röntgen gegangen, weil mir diese Husterei so extrem auf die Nerven gegangen ist. Sonst wäre ich gar nicht erst zum Arzt gegangen.«

»Na, zum Glück haben Sie so entschieden, denn man kann sich bei der Größe des Tumors kaum vorstellen, dass sie wirklich außer dem Husten nichts, aber auch rein gar nichts bemerkt haben.«

»Ob das ein Glück war, wird sich noch herausstellen!«, meine ich.

»Wird schon alles gut werden, Frau Roggenkamp!«, sagt er und schaut in die Runde, wünscht uns noch einen schönen

Abend und verlässt das Zimmer. Bärchen ist mir von Anfang an sehr sympathisch.

Später kommt von der Station unten dann noch eine Schwester, sie misst noch mal bei jedem die Temperatur und den Blutdruck, trägt die Daten wie immer in die jeweilige Krankenakte, fragt uns dann, ob eine von uns eine Schlaftablette haben will. Wir verneinen. Nachdem wir nun alle versorgt sind, wünscht sie uns eine gute Nacht und verlässt unser Zimmer. Wieder hoffe ich, dass keiner der beiden Frauen schnarcht. Eine ganze Weile schaue ich noch Fernsehen und schlafe irgendwann ein.

Am nächsten Morgen fühle ich mich nicht wirklich frisch. Die Nacht war wieder sehr lang, denn meine Prinzessin hat geschnarcht. Ich bin froh, wenn diese Woche herum ist, damit ich wieder nach Hause und in mein Bett kann, um überhaupt mal wieder zu schlafen. Ich habe mich die ganze Nacht nur im Bett hin und her gewälzt. Ab und an bin ich dann mal kurz eingenickt, war aber kurz darauf wieder hellwach. Ich weiß nicht, ob es nur die Schnarcherei von Prinzessin war oder ob es eventuell doch von der Chemo kam – vielleicht ist das ja eine Nebenwirkung.

Die übliche morgendliche Betriebsamkeit beginnt. Eine Schwester kommt herein – heute Morgen ist es der Rotschopf – , misst bei jeder Patientin die Temperatur und den Blutdruck, fragt nach dem Gewicht und nimmt bei jedem Blut ab und verteilt Thrombosespritzen. Wie immer werden die Daten in die jeweilige Patientenakte eingetragen.

Der Rotschopf hat keine große Begabung zum Blut abnehmen, von daher sind mir Frau Wolf und die andere Schwester, deren Namen ich mir nicht merken kann, viel lieber. Renate und Claudia packen dann ihre Sachen. Wieder denke ich bei mir: Die haben's gut, die dürfen schon nach Hause.

Um 8:00 Uhr kommt wie immer das Frühstück, und ebenfalls wie immer stellt die Schwester es auf den Tisch mitten im Raum. Bevor Renate und Claudia die Klinik verlassen, frühstücken wir drei noch gemeinsam. Claudia kann am frühen Morgen schon plappern wie ein Papagei. Ich verdrehe die Augen und schaue die Prinzessin an. Wenn ich etwas überhaupt nicht vertragen kann, dann wenn morgens jemand schon redet wie ein Buch. Wir lassen sie plappern, nicken nur ab und an in ihre Richtung.

»Wann müsst ihr denn nun wiederkommen?«, frage ich die beiden, als Claudia nun endlich doch einmal kurz Luft holt?.

Natürlich antwortet Claudia für beide: »Wir müssen alle zwei Wochen für eine Nacht hier in die Klinik. Wobei ich auch schon zwei oder drei Nächte bleiben musste, weil es Komplikationen gab«, sagt sie und wieder erzählt und erzählt und erzählt sie, sämtliche Probleme schildert sie nun bis ins Kleinste. Zum Glück muss sie heute nicht länger bleiben, denke ich bei mir, dieses Geplapper wäre mir wirklich zu viel.

Der Rotschopf steckt den Kopf in die Tür. »Frau Roggenkamp, Sie sollen schon um 9:00 Uhr unten bei der Bestrahlung sein!«

»Ist gut!«, antworte ich.

8:50 Uhr verabschiede ich mich von Claudia und Renate, wünsche den beiden alles Gute. »Wir sehen uns sicherlich noch«, sage ich zu den beiden und verlasse das Zimmer. Dann gehe ich ins Erdgeschoss, zur Bestrahlung. Vor meinem Zimmer im Gang sitzen schon wieder eine ganze Menge Menschen. Wieder bin ich ganz erschüttert, als ich sehe, wie viele Menschen es doch mit Krebs gibt. Das hat man vorher gar nicht so registriert, man hat sich einfach kaum und oder gar nicht damit befasst.

Im Erdgeschoss angekommen, setze ich mich wieder vor die Tür zum Bestrahlungsraum und warte – ich warte eine Ewigkeit. Es gibt hier auf der Bestrahlungsstation endlose Wartezeiten, entweder haben die das hier nicht richtig koordiniert oder sie sind einfach nur unfähig. Nach etwa einer Stunde seufzte ich laut auf, eine andere Patientin schaut mich daraufhin an und sagt: »Ein Gerät ist kaputt und die haben hier leider nur noch ein weiteres, deshalb dauert das heute so extrem lange!«

Na, ich bin mir da nicht so sicher, ob es wirklich nur daran liegt. Nach anderthalb Stunden werde ich endlich aufgerufen. Ich gehe in die Kabine, ziehe meinen Pullover aus und warte, bis die Schwester mich aufruft. Dann endlich gehe zu dem Bestrahlungsgerät und lege mich schon mal auf die dortige Röhre. Dann kommt eine Schwester zu mir, schaut auf meinen Oberkörper und ruft ganz entsetzt: »Wo sind denn die Zeichnungen auf ihrem Brustkorb?«

»Die habe ich abgewaschen!«, sage ich ganz unschuldig zu ihr.

»Das kann doch wohl nicht wahr sein!«, schimpft sie drauflos. »Die müssen immer drauf bleiben. Jetzt können wir das Ganze noch mal machen!«

Weil sie so böse ist, werde ich jetzt auch etwas schnippisch: »Toll«, sage ich zu ihr, »wenn mir das niemand sagt, woher soll ich es denn dann wissen? Ich habe zum Glück noch nie eine Bestrahlung gehabt und Visionen hatte ich auch noch keine!«

Jetzt fährt sie wieder einen Gang runter, nachdem auch mein Ton nun nicht gerade nett war. »Ist schon gut!«, sagt sie. »Sie haben ja recht, wenn Ihnen das niemand gesagt hat, können Sie es wirklich nicht wissen. Dann machen wir das Ganze eben jetzt noch mal, aber denken Sie bitte zukünftig daran, die Bemalung nicht abzuwaschen, sie muss die ganze Bestrahlungszeit auf ihrem Oberkörper bleiben. Erst wenn ihr Tumor sich massiv verändert hat, bekommen Sie auch neue Zeichnungen auf ihren Brustkorb!«

»Ist in Ordnung«, sage ich, »man muss es mir eben nur sagen.«

Sie holt nun noch eine andere Schwester dazu. Von Neuem richten sie das Gerät über mir aus und eine der Schwestern fängt nun an, auf meinem Brustkorb herum zu malen – wohl anhand der Daten, die ihr die Schwester, die das Gerät über mir ausrichtet, nennt. Nun ziehen sie das Gerät wieder ganz tief hinunter, bis kurz über meinem Brustkorb.

»So«, sagt die Schwester, »nun geht es los. Bitte nicht bewegen!« Und sie verlässt mit der anderen Schwester den Bestrahlungsraum. Wegen der Strahlen darf wohl niemand anderer während meiner Behandlung mit im Raum sein.

Nach für mich unendlich langen zehn Minuten geht die Tür wieder auf. Eine Schwester kommt mit dem üblichen Spruch in das Bestrahlungszimmer: »Jetzt haben Sie es geschafft, Frau Roggenkamp! Warten Sie, ich fahre die Röhre noch runter, dann können Sie wieder aufstehen. Und denken Sie bitte daran: Die Kriegsbemalung auf ihrem Brustkorb nicht abwaschen!«

»Ja«, sage ich, »jetzt weiß ich es ja, dann werde ich es auch so belassen.«

In der Kabine ziehe mich an und gehe wieder nach oben in mein Zimmer. Bis jetzt merke ich von der Bestrahlung gar nichts, mir ist weder schlecht, noch geht es mir sonst irgendwie komisch. Die Bestrahlung macht mir anscheinend wirklich gar nichts aus.

Wieder auf Station kommt mir die rothaarige Schwester entgegen. »Ihre Chemo ist heute schon früh da, wir fangen sofort damit an. Ich bin gleich bei Ihnen.« Na, das ging heute aber schnell, denke ich, gehe in mein Zimmer und lege mich aufs Bett. Kurz darauf kommt der Rotschopf hinein, wieder bekomme ich erst dieses Zeug gegen Übelkeit. »Wenn es durchgelaufen ist, kommen Sie bitte ins Chemo-Zimmer, dort hänge ich Ihnen dann Ihre erste Chemo an!«

»Ja, ist gut!«, sage ich zu ihr.

Na, dann harren wir mal der Dinge, die da heute kommen sollen, denke ich. Nach etwa 15 Minuten ist die Flasche mit der Flüssigkeit gegen die eventuell auftretende Übelkeit durchgelaufen. Eigentlich will ich aufstehen und in das Chemo-Zimmer gehen, aber irgendwie ist mir heute etwas komisch zumute. Also klingle ich lieber nach der Schwester, die auch sofort erscheint. Scheinbar hat sie damit gerechnet, dass ich nicht allein gehen kann, denn sie hat den Chemo-Beutel dabei. Bevor sie mich anschließt, fragt sie: »Roggenkamp, Marina, 29.10.1960?«

»Ja!«, sage ich.

Sie hängt mir die Chemo an und verlässt das Zimmer. Der Rotschopf ist jetzt als Krankenschwester nicht unbedingt so mein Fall. Zum einen weil sie kein Blut abnehmen kann und immer in meinem Arm herumstochert, und zum anderen ist sie eine ziemlich herrische Person und so etwas mag ich überhaupt nicht.

Jetzt, da ich wieder allein bin, lege ich mich auf die Seite und versuche, noch ein wenig zu schlafen. Langsam wird es mir immer komischer, ich fühle mich auf einmal körperlich extrem schlapp und mir wird total übel. Nach einer Stunde ist die erste Chemo durchgelaufen, ich klingle wieder nach der Schwester, denn an Aufstehen ist im Augenblick nicht zu denken. Der Rotschopf kommt dieses Mal ohne neuen Beutel, dafür mit dem rügen Spruch: »Frau Roggenkamp, Sie können ruhig aufstehen, wenn die Chemo fertig ist, und zu mir ins Chemo-Zimmer kommen, wir haben im Moment recht viel zu tun.«

»Ich fühle mich aber gerade nicht in der Lage dazu aufzustehen!«, sage ich, »mir geht es gar nicht gut!«

»Soll ich Ihnen noch etwas gegen die Übelkeit geben?«, fragt mich der Rotschopf jetzt doch wieder etwas freundlicher. »Wir können Ihnen auch noch etwas anderes ausprobieren, wenn das vorherige Mittel nicht wirkt.«

»Können wir machen«, antworte ich schwach und sie verlässt das Zimmer. Zurück kommt sie mit der zweiten Chemo und mit einer Spritze in der Hand. Sie gibt irgendetwas gegen Übelkeit in die bereits gelehrte andere Flasche. Dann fragt sie abermals: »Roggenkamp Marina, 29.10.1960?« Ich bejahe und erst dann stöpselt sie den zweiten Chemo-Beutel an. »Danach bekommen Sie für den Rest des Tages nur noch Kochsalzlösung!« Ich nicke nur, denn irgendwie geht es mir gar nicht gut. Ich liege wie erschossen in meinem Bett. »Wenn irgendwas ist, melden Sie sich bitte, Frau Roggenkamp!«, sagt sie noch und verlässt wieder das Zimmer, ohne meine Antwort abzuwarten. Aber was hätte ich auch sagen sollen, außer dass ich mich langsam fühle, als hätte man mich durch einen Fleischwolf gedreht. Wieder lege ich mich auf die Seite, versuche zu schlafen und irgendwann gelingt mir das auch. Mich quälen fürchterliche Albträume, ich erschieße Menschen, ersteche sie, renne mit einer Axt hinter anderen her und will sie töten – absolut fürchterliche Albträume. Irgendwann wache ich schweißgebadet und fix und fertig auf. Das war ja wohl ein absoluter Horrortrip, denke ich.

Während ich geschlafen habe, waren zwei neue Frauen für eine Nacht stationär aufgenommen worden. Ich hatte wohl wirklich tief und fest geschlafen, trotz meiner Albträume, und habe dadurch nichts mitbekommen. Noch immer geht es mir elend, so sehr, dass mir die Tränen kommen. Ich wende mich ab, damit diese beiden Frauen mich nicht weinen sehen. Jetzt, wo es mir durch die Chemo so dreckig geht, überfällt mich wieder diese Einsamkeit, wie ich sie aus meiner Kindheit im Heim kenne und meine Gedanken wandern wieder in diese Zeit.

Im Kinderheim wurden wir jeden Tag verprügelt, verspottet und gedemütigt. Jeden Tag bekam man zu hören, wie blöd man ist – einfach zu blöd, um überhaupt irgendetwas zu begreifen und zu erlernen. Es sei vertane Zeit, sagten sie oft, uns etwas beibringen zu wollen. Sie prügelten bei jeder Kleinigkeit auf uns ein. Sie genossen es offensichtlich, unsere Schmerzensschreie zu hören.

Ich sehnte mich nach Liebe, Wärme und Geborgenheit,

genau wie jetzt hier in dieser Klinik, gerade jetzt, da es anfing, mir so schlecht zu gehen. Es gab einfach niemanden, der mich wollte, niemand brauchte mich auf dieser beschissenen Welt, niemand.

»Frau Roggenkamp«, höre ich da plötzlich. »Frau Roggenkamp!« Ich zucke zusammen. Rausgerissen aus meinen Gedanken drehe ich mich zur Seite. Es ist Visite; der Chefarzt steht vor meinem Bett. »Wie geht es Ihnen, Frau Roggenkamp?«, fragt er.

Auch von seinem Eintreten hatte ich nichts mitbekommen. Ich war wohl gedanklich ganz und gar in meine Vergangenheit vertieft gewesen.

»Möchten Sie eine ehrliche oder eine höfliche Antwort?«, frage ich den Chefarzt jetzt.

»Eine ehrliche«, meint er.

»Beschissen!«, antworte ich also.

»Warum?«, fragt er. »Ist Ihnen übel, sollen wir Ihnen noch ein Medikament verabreichen?«

»Nein danke!«, sage ich, »mir reicht es für heute mit den Medikamenten!«

»Es wird Ihnen sicher nur die ersten zwei bis drei Chemotherapien so schlecht gehen. Das wird sich legen, mit jeder Chemo wird es besser werden.«

»Na, wollen wir es hoffen!«, sage ich zu ihm.

»Alles Gute, Frau Roggenkamp«, sagt er noch und verlässt mit der Horde Schwestern und Ärzten wieder unser Krankenzimmer. Na, sonderlich viel zu erzählen hatte der Chefarzt ja nicht, denke ich. Er macht auf mich den Eindruck, als würde er sich am liebsten nur um die betuchten Patienten kümmern und die anderen sind halt so nebenbei ein Muss. Das war dann auch das letzte Mal, dass ich den Chefarzt persönlich zu Gesicht bekommen habe – für die nächsten sechs Monate.

Mit den beiden Frauen, die jetzt auf dem Zimmer liegen, habe ich gar nichts zu tun, und das will ich auch nicht. Man grüßt sich, wünscht sich eine gute Nacht, aber mehr auch nicht. Vielleicht liegt es daran, dass es mir jetzt durch die Chemo nicht mehr so gut geht, keine Ahnung. Ich glaube, im Moment bin ich froh, wenn man mich nicht anspricht und mich in Ruhe lässt.

Als das Abendbrot kommt, lasse ich es unangerührt zurückgehen; ich kann weder aufstehen noch essen, wenn ich nur an Essen denke, dreht sich mir der Magen um.

Am Abend kommt der Stationsarzt nochmals zu mir. Wieder fragt er, »wie geht es Ihnen Frau Roggenkamp?«

»Beschissen! Ich fühle mich wie durch die Mangel gedreht.«

»Sollen wir Ihnen noch etwas gegen ihre Übelkeit geben?«, fragt mich der Stationsarzt.

»Nein!«, sage ich, »ich kann keine Medikamente mehr sehen, es reicht jetzt.«

»Tja, Frau Roggenkamp, was anderes können wir aber nicht tun, den Rest muss Ihr Körper machen, der muss jetzt zusehen, dass er die Chemo verarbeitet. Was anderes gibt es da nicht. Wir behalten ihre Werte im Auge, Frau Roggenkamp, und sollten diese sich negativ verändern, werden wir handeln. Sie würden dann eine Bluttransfusion bekommen, aber so weit sind wir noch lange nicht, Frau Roggenkamp. Gute Nacht!«, sagt er noch und verlässt das Krankenzimmer. Wahrscheinlich meinte der Stationsarzt, dass sie erst handeln werden, wenn ich kurz davor stehe, den Löffel abzugeben, denke ich frustriert.

Die dritte Nacht bricht herein, und das übliche Prozedere beginnt: Eine Schwester misst bei jeder von uns Blutdruck und Temperatur, gibt uns die Thrombosespritze, fragt, ob jemand eine Schlaftablette möchte, trägt alle Daten in die jeweilige Krankenakte, wünscht uns eine gute Nacht und verlässt das Zimmer – genau wie jeden Abend. Jedoch ist auch in dieser Nacht nicht an schlafen zu denken. Die eine Frau schnarcht – das kann man schon nicht mehr schnarchen mehr nennen. Das macht mich so aggressiv. Ich werfe mich hin und her in meinem Bett, aber irgendwann bin ich dann doch eingeschlafen. Allerdings wache ich in der Nacht immer wieder auf. Die Nachtschwester schaut herein, sie sieht, dass ich wach bin, fragt, ob es mir gut geht, ob ich nicht schlafen kann und dann ob sie mir eine Schlaftablette bringen soll.

»Ich fühle mich körperlich wie erschlagen!«, sage ich zu ihr.

Nun kommt sie doch an mein Bett, legt ihre Hand auf meine Stirn, um zu überprüfen, ob ich eventuell Fieber habe. »Temperatur scheinen Sie nicht zu haben. Ich bringe Ihnen doch eine Schlaftablette. Sie können sich ja noch überlegen, ob Sie sie nehmen oder nicht!« Sie geht hinaus, kommt mit einer Schlaftablette wieder, legt diese auf meinen Nachttisch, wünscht mir eine gute Nacht und verlässt das Krankenzimmer.

So zieht die erste Woche ins Land, mit jedem Tag geht es mir körperlich schlechter. Die Chemo macht mir enorm zu schaffen, auch esse ich kaum noch etwas, und nicht nur, weil mir ständig schlecht ist, ich kann auch dieses

Krankenhausessen nicht mehr riechen. Die Bestrahlung macht mir nichts aus, glaube ich weiterhin, allerdings weiß ich nicht, ob die Kombination aus Chemo und Bestrahlung dafür verantwortlich ist, dass es mir so extrem schlecht geht und ich mich kaum noch auf den Beinen halten kann. Der Rotschopf von Krankenschwester hat sich schon ein paar Mal beschwert, dass ich nach der ersten Chemo nach ihr klingle, anstatt ich mir die zweite Chemo selbst holen komme. Ich solle laufen, sagt sie, das sei auch wichtig, damit ich keine Thrombose bekomme. Aber ich kann mich kaum auf den Beinen halten, also klingle ich logischerweise nach einer Schwester, wenn die erste Chemo durchgelaufen ist, denn dafür ist die Schwester da, dafür wird sie bezahlt. Das hatte mir die andere, blonde Schwester gesagt: »Wenn Sie nicht aufstehen können, Frau Roggenkamp, klingeln Sie ruhig, denn dafür sind wir da. Außerdem sieht man Ihnen an, was die Chemo aus ihnen macht. Da müsste jede Schwester Verständnis dafür haben, dass Sie nicht aufstehen und in das Chemo-Zimmer kommen können, sondern klingeln!« Und genauso wie die blonde Krankenschwester sehe ich das auch.

Alle zwei Tage wechseln die Patienten bei mir im Krankenzimmer. Eine dieser Patientinnen ist Daniela. Sie ist genauso eine Süße wie meine Prinzessin, nur schon viel erwachsener als diese. Daniela hat Unterleibskrebs, allerdings mit einer ganzen Menge Metastasen, von daher muss sie zwei oder drei Nächte hier in der Klinik bleiben. Auch Daniela mag ich auf Anhieb. Ihr Mann kümmert sich rührend um sie und immer wenn er da ist und so bemüht um sie ist, werde ich ein kleines bisschen neidisch, oder vielmehr traurig, dass ich das alles allein durchstehen muss, keinen Besuch bekomme. Meine sogenannten Freunde hatten mich anscheinend komplett vergessen. Das alles machte mir im Moment ganz schön zu schaffen. Nicht ein einziges Mal bin ich in dieser ersten Woche von irgendjemanden angerufen worden, niemand hat gefragt, wie es mir geht, wie alles läuft, wann ich wieder nach Hause komme und so weiter. Das ist wirklich sehr frustrierend. Ich sehne mich gerade jetzt so grenzenlos nach Liebe, Wärme, Geborgenheit und Aufmerksamkeit.

Man hatte Daniela heute mitgeteilt, dass bei ihr noch mehr Metastasen gefunden wurden. Jetzt sitzt sie auf ihrem Bett und weint bitterlich. Es ist Nachmittag und ich habe meine Chemo für heute bereits hinter mir. Daniela tut mir in der Seele leid, also quäle ich mich aus meinem Bett, schleppe mich zu ihrem, nehme die weinende Daniela in die Arme und tröste sie, soweit man jemanden in einem solchen Fall trösten kann. Auch Daniela ist irgendwie als Mensch etwas ganz Besonderes. Das spüre ich ganz deutlich.

Als ihre Tränen versiegt sind, gehe ich wieder in mein Bett, bevor ich selbst noch aus dem Pantinen kippe. Daniela sieht mich traurig an, lächelt und sagt: »Danke schön, Marina, woher nimmst du in deinem momentanen Zustand die Kraft, mich auch noch zu trösten?«

Ich antwortete ihr: »Das ist für mich selbstverständlich, Daniela, da kann es mir noch so schlecht gehen. Weinende Menschen erreichen mich immer, egal wie dreckig es mir geht!«

Jetzt lächelt sie nur, dreht sich herum und schläft. Ich sollte Daniela, Claudia und auch Renate in den nächsten sechs Monaten noch ein paar Mal sehen.

Am Freitag habe ich die letzten zwei Chemos plus Bestrahlung für diese erste Woche. Danach bekomme ich bis Sonntagmorgen nur noch eine Kochsalzlösung. Am Sonntagmorgen soll ich dann noch mal Blut abgenommen bekommen und wenn die Werte in Ordnung sind, darf ich am Sonntagmittag nach Hause. Wie soll es zu Hause weitergehen, frage ich mich. Ich weiß wirklich nicht, wie ich das allein schaffen soll, wo ich mich körperlich doch kaum aufrecht halten kann. Am Sonntagmorgen kommt meine Lieblingsärztin, um mir Blut abzunehmen Das ist die Ärztin, die mich hier aufgenommen hat, unten in der Strahlenklinik. Die auch für mich die Krankenkasse und meinen künftigen Fahrer gerufen hat: »Na, Frau Roggenkamp, wie geht es Ihnen?« So kommt sie in mein Zimmer geschneit: »Wie haben Sie die erste Woche überstanden?«

»Wenn ich ehrlich bin«, sage ich, »total beschissen!«

»Da müssen Sie jetzt die nächsten sechs Monate durch, Frau Roggenkamp, oder wollen sie sterben?«

»Das wäre mir in den letzten zwei Tagen lieber gewesen!«, antworte ich ihr spontan.

»Frau Roggenkamp!«, ruft sie entsetzt aus. Dann runzelt sie die Stirn. »Brauchen Sie eine Psychologin? Wir haben hier eine sehr gute im Haus, zu ihr gehe ich auch, wenn ich Probleme oder Sorgen habe. Ich schreibe Ihnen mal den Namen mit Telefonnummer auf und wenn Ihnen danach ist, können Sie mit ihr ja einen Termin vereinbaren.«

»Schauen wir mal!«, sage ich nur.

Nun nimmt sie mir Blut ab und sie macht es gut, Gott sei

Dank.

»Wenn die Werte in Ordnung sind, Frau Roggenkamp, dürfen Sie heute Mittag gehen. Haben Sie die Telefonnummer von Ihrem Fahrer noch?«, fragt sie.

»Ja!«, antworte ich.

»Dann rufen Sie ihn bitte an, damit er sich schon mal darauf einrichten kann, Sie heute Mittag abzuholen. Außerdem können Sie ihm auch gleich mitteilen, dass er sie jeden Tag hierher zur Bestrahlung und dann auch wieder nach Hause fahren muss. Auch das gehört zum Ablauf der nächsten sechs Monate – jeden Tag Bestrahlung hier in der Klinik. Und nun will ich hoffen, dass Ihre Werte in Ordnung sind«, sagt sie. »Ich melde mich bei Ihnen, sobald ich aus dem Labor Bescheid bekommen habe.« Dann verlässt sie das Zimmer.

Ich hoffe sehr, dass ich heute nach Hause kann, obwohl ich nicht weiß, wie ich zu Hause zurecht kommen soll. Aber erst einmal rufe ich meinen Fahrer an. Ich stelle mich vor und sage ihm, dass er mich heute Mittag abholen kann. Er sagt, ich solle ihm doch bitte zukünftig früher Bescheid sagen. »Würde ich gerne!« antworte ich, »aber ich kann erst etwas Genaues sagen, wenn die Blutwerte in Ordnung sind, und das bekomme ich nun mal erst später mitgeteilt.«

»Ja, ich weiß!«, sagt er, »ich kenne den Ablauf der Klinik, ich fahre ja noch andere Patienten von dort. Ich komme so gegen 14:00 Uhr«, sagt er und erklärt: »Bis dahin wissen die Patienten meistens, ob sie nach Hause dürfen oder nicht. Sollten Sie noch bleiben müssen, rufen Sie mich bitte umgehend an«, sagt er, »ansonsten stehe ich um 14:00 Uhr bei Ihnen im Zimmer.« Jetzt lacht er, verabschiedet sich und legt auf. Er schien sehr nett zu sein. Da klingelt mein Handy und es ist nochmals mein Fahrer. »Ach, Frau Roggenkamp, was ich vergessen habe: Bitte lassen Sie sich noch einen Transportschein ausstellen, der ist sehr wichtig, bitte nicht vergessen.«

»Woher bekomme ich den?«, frage ich ihn.

»Den bekommen Sie direkt von ihrer Ärztin oder unten am Empfang ... Am besten wir gehen dann gemeinsam hin, wenn ich sie abhole. Ja, ich denke, so machen wir es, da Sie sich ja in der Klinik und mit den Formularen noch nicht so gut auskennen«, sagt er. »Dann bis später!«, fügt er noch hinzu und legt auf.

Mein Gefühl sagt mir, dass das zu dem Fahrer passt – zu entscheiden, was man tut oder nicht und zu sagen, was gemacht wird oder nicht. Er wirkt sehr bestimmend auf mich, und mit solchen Menschen hatte ich schon immer Probleme – im Kinderheim hatte ich davon genug. Von morgens bis abends wurde einem dort gesagt, was man zu tun und zu lassen hatte. Es wurde einem regelrecht befohlen, man durfte keinen eigenen Willen haben. Und es hat mich immer angekotzt, das tun zu müssen, was andere von mir wollten. Ich wollte frei sein, frei sein in meinen Entscheidungen. Jeder Zwang war mir zuwider, und so ist das auch heute noch. Ich muss gar nichts, ich muss nur sterben, denke ich.

Weg mit den trüben Gedanken, denke ich, und konzentriere mich wieder darauf, dass ich heute nach Hause darf. Ich gehe einfach davon aus, dass meine Blutwerte in Ordnung sind und fange an, meine Sachen zu packen. Es war ja nicht viel, was ich für diese eine Woche eingepackt hatte, denn hier einziehen wollte ich ja nicht. Also ist das ruck, zuck erledigt und die Tasche gepackt.

Nun heißt es warten, bis die Ärztin kommt, um mir zu sagen, ob ich gehen darf oder nicht. Nach endlos langer Wartezeit – wie immer –, geht die Tür auf und meine Lieblingsärztin spaziert herein. »Ich bin nicht ganz so zufrieden mit ihren Werten, Frau Roggenkamp, aber sie dürfen trotzdem nach Hause, wenn Sie mir versprechen, dass sie morgen, bevor sie zur Bestrahlung gehen, zum Blut abnehmen zu mir kommen, um die Werte nochmals zu überprüfen.«

»Ja!«, sage ich, »wenn es sein muss!«, und seufze!

»Ja, das muss sein, sonst lasse ich Sie jetzt nicht nach Hause.«

»Ich habe doch gesagt, dass ich zu Ihnen komme.«

»Dann ist es ja gut, also dürfen Sie gehen. Weiß ihr Fahrer schon Bescheid?«, fragt sie noch.

»Ja, er kommt um 14:00 Uhr. Außerdem hat er noch gesagt, dass er unbedingt noch einen Transportschein benötigt.«

»Ich lasse den für Sie unten an der Anmeldung hinterlegen, dort können Sie ihn dann, bevor sie fahren, abholen. Dann wünsche ich Ihnen noch einen schönen Sonntag«, sagt sie, »und wir sehen uns morgen.« Sie dreht sich um und verlässt das Krankenzimmer. Ich lege mich noch ein bisschen auf mein Bett, da ich schon wieder ganz kraftlos bin und warte darauf, dass es 14:00 Uhr wird und mein Fahrer hier erscheint.

Pünktlich klopft es an meine Tür. Mein Fahrer wartet meine Antwort nicht ab, sondern öffnet einfach die Tür und kommt herein. Auch dieses Verhalten passte zu ihm. Jetzt, wo ich ihn das erste Mal sehe, passt mein Eindruck vom Telefonat exakt. Er war der Typ, der gern sagte, wo es lang geht, die Menschen hatten das zu tun, was er wollte. Auf der anderen Seite war er wieder sehr hilfsbereit, wie sich noch herausstellen sollte. Jedoch muss man das als Fahrer von Patienten wohl auch sein, das konnte also auch Berechnung sein.

»Hallo, Frau Roggenkamp«, sagt er und gibt mir die Hand. »Ich bin Herr Hartung, Ihr zukünftiger Fahrer für die nächsten sechs Monate. Haben Sie den Transportschein?«, fragt er mich als Erstes.

»Nein!«, sage ich, »der liegt unten in der Anmeldung, die Ärztin hat ihn dort für uns hinterlegt«

»Na, dann gehen wir da schnell noch vorbei.« Er nimmt meine Tasche, was ich wieder sehr nett finde, und geht vor mir zur Tür hinaus. War mir klar, dass dieser Mann einer Frau nicht den Vortritt lässt, auch das passt zu ihm. Er ist nicht sehr groß, vielleicht hat sein Verhalten damit zu tun. Kleine Menschen, so habe ich festgestellt, haben sehr oft ein Minderwertigkeitsproblem. Aber ich will mir jetzt keine Gedanken um einen Fahrer machen, ich will jetzt nur noch nach Hause.

Das Laufen strengt mich schon extrem an, am liebsten würde ich mich sofort wieder in mein Bett legen, so beschissen geht es mir. Wir gehen zur Anmeldung, wo er den Transportschein an sich nimmt, dann fahren wir weiter mit dem Aufzug ins Erdgeschoss. Wenn mein Fahrer nicht dabei gewesen wäre, wäre ich die Treppen gelaufen, egal wie beschissen es mir geht. Aber zu zweit traue ich mich dann doch, mit dem Aufzug zu fahren. Wenn wir wirklich steckenbleiben, habe ich wenigstens jemanden, der mir helfen kann, wegen meiner Platzangst nicht in Panik zu verfallen.

Mein Fahrer erzählt und erzählt – von den Patienten, die er

schon alle gefahren hat, wie lange er schon Krankentransporte fährt, was er schon alles erlebt hat. Er merkt nicht einmal, dass ich überhaupt keine Antwort gebe. Das ist so typisch für solche Menschen, die sich selbst am liebsten reden hören. Wie bei der Patientin Claudia. Aber es ist mir auch recht, dass ich nichts sagen muss, weil es mir nicht gut geht.

»Übrigens, Frau Roggenkamp«, sagt er jetzt, »wenn ich Sie täglich in die Klinik fahre und sie auf dem Nachhauseweg etwas einkaufen müssen, dann können Sie das jederzeit tun. Wir können auf dem Rückweg gern zum Einkaufen irgendwo halten. Sie müssen es mir dann nur rechtzeitig sagen. Sie müssen auch nichts dafür bezahlen, das ist für mich Service am Kunden.«

Das finde ich sehr nett von ihm. Und ich hatte daran noch gar nicht gedacht, aber er hat recht, ich muss ja auch ab und zu etwas einkaufen, um mich zu Hause zu versorgen. Da war es natürlich sinnvoll, wenn ich das mache, wenn er dabei ist. Außerdem darf ich während der Chemotherapie sowieso nicht Auto fahren. Das war offiziell verboten. Deshalb wurde den Chemo-Patienten von der Krankenkasse ein Fahrer zur Verfügung gestellt. Das war auch sinnvoll, denn wenn ich daran denke, wie schlecht es mir geht – Auto fahren wäre gar nicht gegangen, absolut nicht. Das Einzige, was mich halt wirklich stört an ihm, ist sein unaufhörliches Geplapper. Und das tut er, bis wir bei mir zu Hause angekommen sind.

»Ich trage Ihnen noch die Tasche hoch«, sagt er, als wir endlich da sind, steigt aus, nimmt meine Tasche und trägt sie für mich bis vor meine Wohnungstür, vor der eine ganze Menge Post liegt. Auch die zwei von mir bestellten Bücher, erkenne ich, sind angekommen.

»Dann bis morgen!«, sagt mein Fahrer jetzt, »ich hole Sie morgen früh um 9:00 Uhr ab.« Er dreht sich um, winkt mir noch mal zu und geht zu seinem Wagen.

Endlich wieder zu Hause, denke ich, nehme meine Tasche und die Post und schließe die Tür meiner Wohnung auf. Ich gehe hinein, lasse alles einfach im Flur liegen, gehe in mein Schlafzimmer und falle geradewegs auf mein Bett. Ich bin fix und fertig, als hätte ich einen Marathonlauf hinter mich gebracht. Ich schlafe umgehend ein.

Wieder habe ich Albträume und wache schweißgebadet spät am Abend auf. Wieder sind es ganz aggressive wilde Träume. Ich bringe Menschen um, ich erschieße sie, erwürge sie, vergiftet sie, laufe mit einer Axt bewaffnet hinter ihnen her – meine Fantasie kennt keine Grenzen. Ich muss das unbedingt mit meiner Lieblingsärztin besprechen, denke ich. Das kann doch nicht normal sein, dass ich so extrem aggressive Albträume habe. Das muss mit der Therapie zu tun haben, anders kann ich mir das Ganze nicht erklären.

Es ist 22:00 Uhr. Also ziehe ich mich aus, werfe meine Sachen achtlos auf den Boden, lege mich wieder hin und schlafe bis zum nächsten Morgen.

Ich wache aus meinen Albträumen auf, es war wirklich heftig. Ich muss wirklich dringend mit meiner Ärztin darüber sprechen, denke ich. Dann schaue ich auf die Uhr: 6:00 Uhr am Morgen. Ich stehe auf, ich bin ganz schön wacklig auf den Beinen, also lasse ich mich gleich wieder auf mein Bett fallen. Ich probiere es noch mal, aber jetzt etwas langsamer und es funktioniert.

Ich gehe in die Küche, mache mir einen Kaffee und fange dabei an, meine Post aufzumachen. Vom Arbeitsamt ist etwas dabei, von der Krankenkasse und auch von der Stelle, die Hartz IV bearbeitet – für jeden Absender soll ich mindestens 25 Seiten Formulare ausfüllen. Da stehen mir schon wieder die Haare zu Berge, dieser Papierkrieg in Deutschland ist doch wirklich krank! Ich muss alles sehr langsam machen, denn egal was ich tue, es strengt mich im Moment extrem an, selbst Kleinigkeiten. Am liebsten würde ich wieder in mein Bett gehen, doch leider muss ich mich durch diesen Papierkram wühlen. Ich weiß beim besten Willen , wie ich das in meinem Zustand alles bewältigen soll. Die vom Arbeitsamt haben meine Sachen zu der Stelle für Hartz IV weitergeleitet, diese zankt sich mit der Krankenkasse, wer denn nun für mich bezahlen soll, weil ich ja noch vor Ende meiner Arbeitslosigkeit die Diagnose Lungenkrebs bekommen habe. Nun soll ich mich da einmischen und für alle drei Stellen irgendeinen Mist ausfüllen, anstatt sie das untereinander ausmachen – wo ich ja auch so die Ahnung habe von dem ganzen Mist. Nein, da erwarten sie das alles von den Patienten. Ich finde, das ist eine Zumutung. Da ist man schon so krank, es geht einem total schlecht und dann soll man sich noch um diesen Papierkrieg, den der Staat verursacht, kümmern.

Langsam nehme ich mir das erste Formular vor – Hartz IV. Schritt für Schritt versuche ich mich da durch zu wuseln. Ich kann mich kaum konzentrieren, so elend geht es mir, mir ist zum Heulen. Jetzt wollen die auch noch von den letzten drei Monaten meine Bankauszüge. Also muss ich mich in dieser Woche auch noch mal zur Bank quälen. Was einem hier in

Deutschland als Patient alles zugemutet wird, das geht auf keine Kuhhaut, und das alles nur, damit die Behörden ihre Papiere von rechts nach links schieben können. Ich bin total zornig und gleichzeitig sehr traurig, weil das Ausfüllen der Formulare für mich wirklich eine ganz extreme Belastung ist. Meine körperliche Kraft und Konzentration ist ruck, zuck aufgebraucht und wieder muss ich mich erst einmal eine halbe Stunde hinlegen. Erschöpft sinke ich auf die Couch, nach einer halben Stunde stehe ich langsam wieder auf und schleppe mich erst einmal ins Bad, um zu duschen, der Fahrer kommt ja schon um 9:00 Uhr und es ist bereits 8:00. Auch das Duschen strengt mich extrem an, ich setze mich auf den Wannenrand, denn im Stehen geht gar nichts mehr. Zudem muss ich auch noch darauf achten, dass die Malerei auf meinem Brustkorb nicht beschädigt wird. Was gar nicht so einfach ist. Wenn die Chemo-Therapie mir jetzt schon nach der ersten Woche so extrem zu schaffen macht, wie soll das erst in den nächsten Monaten werden, überlege ich.

Bis ich endlich fertig bin, ist es bereits zehn vor neun. Jetzt muss ich mich wirklich beeilen. Ich ziehe meine Klamotten an, meine Schuhe und schon höre ich, wie der Fahrer unten hupt. Ich schleppe mich nach unten und steige in den Wagen

»Hallo«, begrüßt mich mein Fahrer. »Wie geht es Ihnen?«

»Es geht so weit«, sage ich, »es muss ja gehen!«

»Das stimmt!«, sagt er, »da müssen Sie jetzt durch!« Und wieder fängt er an zu erzählen, wie viele Patienten er mit dieser meiner Diagnose schon gefahren hat. Ich schließe die Augen und sage nichts dazu. Irgendwann wird er schon aufhören zu plappern.

Als wir in der Klinik ankommen, sagt er, dass er auf mich wartet, die Bestrahlung würde ja nicht lange dauern, das würde er immer so machen. Er fährt auf den Klinikparkplatz. »Hier bleibe ich stehen, solange Sie in der Klinik sind«, sagt er noch.

»Ist gut!«, sage ich, steige aus und gehe runter in die Strahlen-Klinik.

Dort wende ich mich zuerst zum Zimmer meiner Ärztin, klopfte an, mache die Tür auf und erkläre kurz, dass ich zum Blut abnehmen da bin, bevor ich zur Bestrahlung gehe.

»Ach, Sie sind schon da, Frau Roggenkamp«, sagt sie, »hereinspaziert!«

Ich setze mich ihr gegenüber.

»Wie geht es Ihnen?«, fragt auch sie mich.

»Nicht so besonders«, sage ich, »ich fühle mich körperlich sehr schwach.«

»Sie müssen ganz viel trinken, Frau Roggenkamp, das hilft. Es gibt einfach Dinge, mit denen Sie zukünftig erst einmal leben müssen. Und nun werde ich Ihnen wieder ein bisschen Blut abzapfen.«, sagt die Ärztin.

»Ach«, rufe ich aus, »da ist noch etwas, das ich mit Ihnen besprechen möchte. Ich habe ganz massive, extreme, aggressive Albträume. Sobald ich einschlafe, bringe ich Menschen um, ich erschieße sie, erwürge sie, renne mit einer Axt hinter ihnen her und diese Träume erschrecken mich schon sehr. Das kenne ich so gar nicht.«

»Das habe ich noch von keinem Patienten gehört!«, sagt die Ärztin verwundert. »Das ist auch für mich eine ganz neue Erfahrung. Ich werde das aber mit dem Chefarzt besprechen und dann werden wir überlegen, woher das kommen kann und was wir dagegen tun können.«

»Ich muss Ihnen ganz ehrlich sagen«, erkläre ich der Ärztin noch, »im Moment bin ich wirklich froh, dass niemand neben mir im Bett liegt. Wer weiß, was ich in meinem nächtlichen Wahn tun würde.«

Sie lächelt.

»Sie haben gut lachen«, sage ich, »aber weiß man denn, wie jemand reagiert, wenn er solche aggressiven Albträume hat? Also riskieren würde ich das nicht wollen.«

Während wir uns unterhalten, hat sie mir Blut abgezwackt und wieder habe ich nichts gemerkt, sie kann das wirklich gut.

»So«, sagt sie, »nun gehen Sie bitte zur Bestrahlung. Sobald Sie dort fertig sind, kommen Sie bitte noch mal bei mir vorbei, da dürften mir ihre Blutwerte vorliegen.«

Ich stehe auf. »Also dann, bis später!«, sage ich, verlasse ihr Zimmer und gehe den Flur runter zur Bestrahlung und setze mich dort vor die Tür. Bei der Bestrahlung wird man immer aufgerufen, und wieder beginnt das große Warten – wie immer. Nach circa einer halben Stunde will ich meinem Fahrer Bescheid sagen, dass es wohl etwas länger dauert, hole mein Handy aus der Tasche, mache es auf und stelle fest, dass es hier unten in der Strahlenklinik nicht funktioniert. Na, dann hat der Fahrer eben Pech gehabt, denke ich, muss er eben warten, genau wie ich.

Erst nach anderthalb Stunden werde ich aufgerufen. Diese Warterei macht einen wirklich wahnsinnig, die bekommen das hier einfach nicht koordiniert. Die Patienten sind doch alle bestellt und auch die Behandlungen sind vermerkt, da kann es doch nicht sein, das man hier anderthalb Stunden sitzen muss, rege ich mich innerlich auf. Doch alles Aufregen nutzt nichts, ich muss trotzdem jedes Mal warten.

Dann bin ich endlich im Bestrahlungszimmer. Ich lege mich wie immer mit freiem Oberkörper auf die Röhre, die Krankenschwester kommt, richtet das Gerät über mir aus, zieht es dann bis ganz nahe an meinen Brustkorb herunter, sagt ihren üblichen Spruch. »Jetzt geht es los, Frau Roggenkamp, bitte nicht mehr bewegen!«, und verlässt den Raum. Etwa fünf Minuten liege ich jetzt wieder ganz still da. Meistens zähle ich die Sekunden mit, so weiß ich, wie viel Zeit bereits vergangen ist – immer von eins bis 60 und dann wieder von vorne. Dann kommt die Krankenschwester rein, und wieder der übliche Spruch: »Sie haben es geschafft, Frau Roggenkamp!« Sie schiebt das Gerät nach oben und sagt: »Sie können jetzt aufstehen. Den Termin für morgen lassen Sie sich bitte wieder vorne an der Anmeldung geben!«

Ich gehe zur Anmeldung. Die Dame dort fragt mich, welche Termine mir am liebsten sind; am Morgen oder am Nachmittag.

»Am Morgen wäre mir lieber«, sage ich zu ihr, »weil ich von etwas weiter her komme.«

»Kein Problem«, sagt sie, »dann bestelle ich Sie die komplette Woche immer vormittags.« Sie füllt den Zettel aus, dreht sich zu mir um, drückt mir diesen in die Hand und sagt dabei: »Da stehen Ihre Termine für diese Woche drauf.«

»Danke«, sage ich, drehe mich um, gehe in die Kabine, kleide mich wieder an und gehe zwei Flure weiter zu meiner Lieblingsärztin, setze mich dort vor ihrem Zimmer auf einen Stuhl, denn hier warten schon weitere Patienten, da will ich mich nicht vordrängeln. Ich bin mal gespannt, wie lange ich jetzt wieder warten muss.

Zum Glück dauert es nur ein paar Minuten, dann kommt sie heraus. »Ach, Frau Roggenkamp«, sagt sie, »gut, dass Sie da sind, kommen Sie bitte rein.«

Ich folge ihr und setze mich auf einen Stuhl ihr gegenüber. Fragend schaue ich sie an.

»Tut mir leid, Frau Roggenkamp,«, sagt sie, »ihre Werte gefallen mir überhaupt nicht. Sie müssen nach oben auf die Station und bekommen eine Medikamenten-Infusion. Ich kann Sie so nicht gehen lassen, das kann ich nicht verantworten. Ich denke, Sie müssen das dann auch die komplette Woche über sich ergehen lassen, Frau Roggenkamp, das wäre das Beste!«

»Dann hätte ich ja auch gleich hierbleiben können, wenn ich den kompletten Vormittag bis zum Mittag hier in der Klinik verbringen soll, und das die ganze Woche.«

»Frau Roggenkamp, es geht nicht anders, ich kann die Verantwortung, dass Sie mit diesen Werten nach Hause gehen, nicht übernehmen. Das Programm ziehen wir die komplette Woche so durch. Okay?«

»Was bleibt mir denn anderes übrig?«, sage ich zu ihr. »Ich werde das wohl mitmachen müssen, sonst lassen Sie mich ja nicht gehen. Ich muss aber erst noch zu meinem Fahrer auf den Parkplatz und ihm Bescheid sagen, dass er nicht auf mich warten muss.«

»Ja, dann tun Sie das, ich habe Sie auf der Station schon angekündigt, die warten bereits auf Sie.«

Dass die Werte so schlecht sind, erklärt auch, warum ich mich körperlich so elend fühlte.

»Ach ja«, fügt sie noch hinzu, als ich mich schon zum Gehen wende, »außerdem haben wir für Sie nächste Woche Montag einen Termin in der Uniklinik, damit Sie endlich Ihren Port gesetzt bekommen. Um 10:00 Uhr sollen sie da sein!«

Ich gucke sie wohl ganz komisch an, denn sie erklärt. »Sie bekommen eine örtliche Betäubung, Frau Roggenkamp, einen Port legen tut nicht weh!«

Ich seufzte, stehe auf, verlasse ihr Zimmer, gehe hoch auf den Parkplatz zu meinem Fahrer und erkläre ihm die neue Situation.

»Kein Problem!«, sagt er, »dann machen wir es so, dass Sie mich die komplette Woche immer anrufen, wenn Sie wissen, wann sie ungefähr mit allem fertig sind und erst dann komme ich und hole sie ab.«

»Okay«, sage ich, »tut mir leid, dass Sie jetzt umsonst gewartet haben, aber ich habe das eben erst von der Ärztin erfahren.«

»Machen Sie sich da mal keine Gedanken, Frau Roggenkamp, wir erleben so etwas öfter. Ist gar kein Problem. Also dann, bis späte!«

Ich gehe hoch auf die Station in den dritten Stock, in das Chemo-Zimmer. Der Rotschopf sieht mich und sagt: »Sehen Sie, Frau Roggenkamp, so schnell sieht man sich wieder. Bitte setzen Sie sich hier auf den Stuhl, sie bekommen umgehend ihre Infusion.«

Ich setze mich in die Reihe der Patienten – wie die Hühner auf der Stange sitzen sie hier. Dann kommt der Rotschopf, legt mir eine Nadel und schließt mir die Infusion an. »Sie bekommen zwei Infusionen, jede dauert eine Stunde!«

»Ist gut«, seufzte ich.

Ich schaue mich um. fünf Patienten sitzen auf meiner Seite und fünf weitere uns gegenüber. Alle bekommen sie eine Chemotherapie und danach eine Kochsalzlösung. Sie sehen alle ziemlich mager aus. Die meisten schlafen wohl, während sie die Infusion bekommen, zumindest haben die meisten die Augen geschlossen. Das sollte ich auch machen, denke ich, schließe die Augen und hoffe, dass die Zeit schnellstmöglich herumgeht.

Dann tippt mich jemand an. Es ist der Stationsarzt, das Bärchen. Seinen Namen kann ich mir einfach nicht merken. Bärchen sagt: »Frau Doktor hat mir gesagt, dass Sie ganz aggressive Albträume haben. Wir haben mal im Internet recherchiert«, sagt Bärchen, »und wir denken, dass Sie extrem allergisch gegen Cortison sind. Wir werden bei ihrer nächsten Chemo das Cortison weglassen und schauen, ob Ihre Albträume dann verschwinden. Das ist bei Ihnen wahrscheinlich wie ein Schalter im Kopf, der sich schlagartig herumdreht, sobald er Cortison bekommt. Das vermerken wir jetzt ganz groß in ihrer Kranken-Akte, damit man das zukünftig beachten kann.«

»Na hoffentlich ist das dann auch vorbei!«, sage ich.

»Wie gesagt!«, meint Bärchen, »wir haben recherchiert, und Ihre Symptome passen auf eine Cortison-Unverträglichkeit. Wir sind uns sehr sicher, dass es daran liegt. Aber wir ziehen jetzt aus Ihrer Chemo das Cortison heraus und dann dürfte es gut sein. Dann bis zum nächsten Mal, Frau Roggenkamp!«, sagt er noch, dreht sich herum und verlässt den Raum.

Die zwei Stunden ziehen sich endlos lange hin, aber dann sind sie endlich herum. »So«, sagt der Rotschopf zu mir, »nun dürfen Sie gehen, ich habe Ihrem Fahrer bereits mitgeteilt, dass er sie abholen kann.«

»Das ist nett«, sage ich, »vielen Dank!«

»Wir haben von allen Fahrern hier die Telefonnummern«, sagt sie, »von daher können wir diese dann immer anrufen, sobald ein Patient fertig ist.«

Ich stehe auf und stelle fest, dass mir das lange Sitzen auch nicht gut tut, denn ich bin ziemlich wacklig auf den Beinen. »Geht es, Frau Roggenkamp?«, fragt der Rotschopf und greift mir unter den Arm, um mich zu stützen.

»Ja, ja«, sage ich, »das geht schon wieder.« Nur nach Hause, denke ich, jetzt nichts Falsches sagen, nur nach Hause, ich will hier raus. »Es geht mir bestens«, sage ich also.

»Das sehe ich!«, sagt der Rotschopf.

»Doch«, sage ich, »ich muss nur mal an die frische Luft und dann geht es schon wieder.«

»Na dann«, sagt der Rotschopf, »bis morgen!«

»Bis morgen!«, sage ich und gehe direkt zum Parkplatz, wo zum Glück mein Fahrer schon steht und wartet. Ich steige zu ihm in den Wagen: »Endlich, sage ich, endlich nach Hause!«

»Sie sehen auch ziemlich fertig aus, Frau Roggenkamp!«, gibt er mir zur Antwort.

»Danke für das nette Kompliment!«, sage ich, schließe die Augen und bin froh, dass es jetzt endlich Richtung Heimat geht. Mein Fahrer merkt wohl, dass mir nicht nach Reden ist und schweigt endlich mal. Während der Fahrt öffne ich wieder meine Augen, schaue aus dem Fenster und genieße den Ausblick in die wunderschöne Natur. Unser Weg führt uns an dem Fluss Wiesent vorbei, rechts und links sind überall Felder,

Wald und Wiesen, die Blätter der Bäume haben sich schon herbstlich verfärbt. Ein wenig Ruhe kehrt bei diesem Anblick in meine angeschlagene Seele. Die Natur hatte schon immer eine beruhigende Wirkung auf mich. Wenn es mir schlecht ging oder ich traurig war, beruhigte sich meine Seele, sobald ich in der Natur war. Die Tiere und die Natur gaben mir gefühlsmäßig schon immer etwas.

Zu Hause angekommen, steige ich aus dem Wagen und wir verabreden uns gleich wieder für morgen früh 9:00 Uhr.

»Schönen Abend noch, Frau Roggenkamp!«, sagt er, während ich aussteige.

»Danke gleichfalls«, sage ich.

Mein Fahrer wendet den Wagen und weg ist er.

Langsam gehe ich die Treppen nach oben in meine Wohnung. Endlich zu Hause und allein, denke ich. Ich schließe die Wohnungstür auf, gehe hinein, direkt in Richtung Schlafzimmer und lasse mich erst einmal auf mein Bett fallen. Ich bin fix und fertig, körperlich zu nichts mehr zu gebrauchen. Kurz darauf bin ich wohl eingeschlafen.

Gegen 21:00 Uhr werde ich wach, wieder hatte ich diese furchtbaren Albträume von Mord und Totschlag. Im Moment habe ich richtig Angst einzuschlafen, weil ich genau weiß, dass ich dann wieder diese furchtbaren Albträume habe. Jedoch kann ich mich in meinem körperlichen Zustand auch nicht wach halten, der fordert eben ab und zu seinen Tribut und dann schlafe ich ein.

Nun stehe ich auf, gehe ins Wohnzimmer und denke dabei an diese blöden Formulare, die ich noch ausfüllen muss. Und das sollte ich tun, solange ich noch hier bin, schließlich muss ich bald wieder stationär in die Klinik. Ich überlege, dass ich mir zuerst einmal etwas zu essen mache, danach kann ich mich immer noch um diese blöden Formulare kümmern. Ich schaue in meinen Kühlschrank. Na, allzu viel ist da ja nicht drin, denke ich. Ich muss unbedingt mit dem Fahrer morgen auf dem Rückweg etwas einkaufen gehen, egal wie es mir körperlich geht. Ich muss ja etwas essen, denke ich, sonst geht es mir ja noch dreckiger als sowieso schon.

Ich mache mir jetzt nur eine Suppe aus der Dose warm, weil ich einfach nicht die Kraft habe, länger am Herd zu stehen. Dann lasse ich Formulare, Formulare sein, lege mich auf die Couch, löffle meine Suppe und schaue Fernsehen. All das hat mich körperlich schon wieder so angestrengt, dass ich wieder in mein Bett gehe – bevor ich auf der Couch vor dem Fernseher einschlafe, was sehr unbequem wäre. Ruck, zuck bin ich eingeschlafen.

So gegen 6:00 Uhr am nächsten Morgen wache ich auf; wieder haben mich die schlimmsten Albträume gequält. Ich fühle mich ziemlich lädiert und habe gar keine Lust aufzustehen. Wieder denke ich, dass ich froh bin, dass im Moment niemand neben mir liegt. Ich weiß nicht, wie viele Menschen ich wieder umbringen wollte, sei es durch Erstechen, Erschießen und zu guter Letzt renne ich mit einer Axt hinter einem Menschen her und will ihn töten.

Langsam quäle ich mich nun doch aus meinem Bett und ich meine wirklich ›langsam‹, alles andere würde überhaupt nicht funktionieren. Ich koche mir einen Kaffee, das ist im Moment die einzige Freude, die ich am Tag habe. Mir graut es davor, um 9:00 Uhr wieder in die Klinik zu fahren, lieber würde ich einfach nur zu Hause bleiben. Auch muss ich heute mal an meinen PC, um nachzusehen, ob ich irgendwelche E-Mails bekommen habe, und auch das Ausfüllen der Formulare muss ich heute mal in Angriff nehmen. Ich bin noch nicht richtig aufgestanden und schon ist mir zum Weinen, weil mich wirklich alles extrem anstrengt und niemand da ist, der mir auch nur irgendeinen kleinen Handgriff abnehmen könnte.

Mit meinem Kaffee setze ich mich nun an die Formulare, das vom Hartz-IV-Amt habe ich ja bereits gestern ausgefüllt, zumindest so gut es ging und soweit ich es konnte. Alles andere sollen die auf dem Amt machen, denn dafür werden sie ja schließlich bezahlt.

Als Nächstes nehme ich mir das Formular für die Krankenkasse vor, allerdings lege ich es ziemlich schnell wieder zur Seite. Was die aber auch alles wissen wollen: Wann meine Krankheit definitiv festgestellt wurde, wie lange ich schon huste, warum ich nicht schon vorher zum Röntgen gegangen bin, ob ich deswegen bei meiner Hausärztin war, wenn ja, wann ich dort war, seit wann ich Arbeitslosengeld beziehe und ab wann ich in Hartz IV rutsche und, und, und. Das ist mir in meiner Verfassung alles schon wieder zu viel und nervt mich total. In meinem Zustand kann ich mich definitiv nur schwer und schon gar nicht für längere Zeit konzentrieren. Sollen doch die Ämter sich untereinander die Unterlagen zuschicken, dann erfahren sie alles, was sie so dringend wissen wollen.

Auf die Bank muss ich für den Hartz-IV-Antrag auch noch, überlege ich, um meine Auszüge von den letzten drei Monaten zu holen. Da muss ich unbedingt dran denken, das darf ich nicht vergessen.

Dann nehme ich mir das Formular vom Arbeitsamt vor und auch diese wollen alle möglichen Details wissen, wann meine Krankheit angefangen hat, wann sie definitiv festgestellt wurde und, und, und. So weit ich es kann, fülle ich dieses Formular aus, aber eher zornig, weil mich das ganze wirklich nervt und ich nicht weiß, wo ich die Kraft und Konzentration jetzt dafür hernehmen soll.

Als ich endlich fertig bin, denke ich, dass die den Rest selbst machen sollen, die müssen ja auch was zu tun haben. Ich finde es wirklich eine Zumutung, einem Patienten, dem es so schlecht geht, auch noch solche Dinge aufzubürden!

Jetzt gehe ich schnell duschen, und um 9:00 Uhr höre ich schon wieder die Hupe meines Fahrers. An meinem PC war ich noch nicht, denn das Ausfüllen der Formulare hat mich genug angestrengt und immer wieder musste ich dazwischen Pausen einlegen – fünf Minuten auf der Couch. Danach habe ich mich lieber noch eine halbe Stunde hingelegt. Vielleicht kann ich heute Abend an meinen PC gehen, überlege ich mir, während ich meine Jacke anziehe und runter zu meinem Fahrer marschiere. Ich steige zu ihm in den Wagen.

»Guten Morgen, Frau Roggenkamp!«, sagt er, »alles okay bei Ihnen?«

»Ja!«, sage ich, »soweit geht es.«

»Na, dann los!« Und er gibt Gas. Wieder erzählt er mir, wie viele Patienten er gestern gefahren hat, was die alle für Krankheiten haben und so weiter und so weiter.

»Ach übrigens«, unterbreche ich seinen Redefluss, »Könnten wir vielleicht heute auf dem Rückweg etwas einkaufen?«

»Aber klar, Frau Roggenkamp,«, sagt er, »das hatte ich Ihnen doch angeboten, natürlich können wir das machen.«

»Irgendwann diese Woche müsste ich auch noch auf die Bank. Ist es möglich dass wir unterwegs auch an einer Bank anhalten?«, frage ich ihn.

»Natürlich, Sie können in jedes Geschäft, was auf dem Rückweg liegt, gehen. Ob nun Supermarkt oder Bank ist egal, solange es auf unserem Weg liegt. Das ist ein Kundenservice von mir. Sie müssen übrigens noch einige Quittungen für mich unterschreiben.«

Fragend schaue ich ihn an. »Was für Quittungen?«

»Na ja«, sagt er, »Sie müssen doch für jede Tour fünf Euro dazu zahlen.«

»Was?«, rufe ich aus, »für jede Krankenfahrt, also hin und zurück jeweils fünf Euro?«

»Ja!«, sagt er, »jeweils fünf Euro, für jede Krankenfahrt.«

»Na toll! Und für was habe ich dann fast 30 Jahre Krankenkassenbeiträge gezahlt? Außerdem bin ich arbeitslos.«

»Sie können allerdings auch versuchen, Frau Roggenkamp, dass Sie von der Zuzahlung befreit werden«, sagt mein Fahrer nun.

»Und wie stelle ich das an?«

»Na, Sie stellen bei ihrer Krankenkasse einen entsprechenden Antrag. Wenn der genehmigt wird, bekommen Sie darüber eine Bescheinigung, die legen Sie dann immer und überall vor, sei es bei mir oder in der Apotheke, dann brauchen Sie nichts mehr dazu bezahlen.«

Ich seufzte: Um was man sich hier in Deutschland als schwerstkranker Patient alles kümmern muss, ist wirklich eine Unverschämtheit. Das sind solch bürokratischen Umwege, da könnte ich vor Wut ausrasten.

»Regen Sie sich nicht auf, Frau Roggenkamp«, sagt mein Fahrer, »das schadet nur Ihrer Gesundheit, und ändern können Sie es sowieso nicht.«

»Na, unseren Staat wäre es sowieso am liebsten«, sage ich, »wenn man, bevor man krank wird oder in Rente geht, schon den Löffel abgibt. Das wäre denen doch definitiv am liebsten. Gut, ich werde entweder heute Nachmittag, wenn wir zurück sind, oder morgen früh bei der Krankenkasse anrufen und fragen.« Dann schweige ich und genieße es wieder, nur aus dem Fenster zu gucken und die wunderschöne Natur zu betrachten, bis wir in der Klinik angekommen sind.

Ich steige aus dem Wagen und winke meinem Fahrer noch nach, als er wegfährt. Ich soll ihn anrufen, wenn ich weiß, wann ich ungefähr fertig bin.

Als Erstes muss ich wieder zu meiner Ärztin.

»Wie geht es Ihnen heute, Frau Roggenkamp«, fragt sie mich.

»Körperlich nicht besonders gut, aber Sie sagten ja, dass ich da die nächsten sechs Monate durch müsste.«

»Hat Ihnen der Doktor bereits mitgeteilt, was wir vermuten, was Ihre Albträume auslöst?«, fragt sie mich und geht nicht darauf ein, dass es mir so schlecht geht.

»Ja, gestern, als ich die Infusion bekommen habe.«

Auch sie sagt, dass sie sich fast sicher sind, dass die Ursache das Cortison ist. »Eine so extreme Reaktion auf Cortison hatten wir zwar noch bei keinem Patienten«, sagt sie, »aber alles passiert eben irgendwann zum ersten Mal. Und nun lassen Sie uns mal schauen, was ihre Blutwerte heute sagen. Wie haben Sie sich denn gestern nach der Infusion gefühlt?«, fragt sie mich noch. »War es danach besser oder gleichbleibend?«

»Eher gleichbleibend!«, sage ich zu ihr. »Ich hoffe wirklich, dass es nicht mit jeder Chemo noch schlimmer wird, dann weiß ich wirklich nicht, wie es weitergehen soll.«

»Wie meinen Sie das, wie es weitergehen soll, Frau Roggenkamp?«

»Ich meine, wenn ich zu Hause bin. Ich muss mich ja auch versorgen, aber wenn es noch schlimmer wird, dann ist das für mich ein echtes Problem.«

»Haben Sie niemanden, der sich um Sie kümmern kann?«

»Nein, habe ich nicht. Meine Familie wohnt ganz weit von mir entfernt, da kann keiner mal schnell bei mir vorbeikommen.«

»Haben Sie vielleicht Freunde, die ab und zu mal nach Ihnen schauen könnten, die Sie vielleicht um Unterstützung bitten könnten?«

»Meine sogenannten Freunde haben, seit ich ihnen von der Diagnose erzählt habe, nichts mehr von sich hören und sehen lassen und haben mich auch in dieser stationären Woche kein einziges Mal besucht oder wenigstens mal angerufen. Das kann ich vergessen, ganz und gar vergessen.«

»Ja, so ist das, in der Not lernt man seine Freunde kennen. Nun warten Sie es erst einmal ab, Frau Roggenkamp, und sollte es doch schlimmer werden, dann fällt uns schon gemeinsam etwas ein, das mir machen können.«

Sie ist wirklich meine Lieblingsärztin, kann ich nicht anders sagen, so stelle ich mir eine richtige Ärztin vor.

»So«, sagt sie, »nun geben Sie mir aber erst einmal wieder

ein bisschen Blut.« Sie zapft mir Blut ab und schickt mich dann wieder zur Bestrahlung. »Danach bitte erst wieder hier bei mir erscheinen!«

Ich nicke nur, gehe aus der Tür in Richtung Bestrahlung, setze mich wie immer davor und warte. Ich glaube, an diese Warterei werde ich mich niemals gewöhnen. Das ist für mich einfach vertane Zeit, in der man wirklich etwas Besseres machen könnte. Dieses Mal geht es aber etwas schneller.

Nach der Bestrahlung gehe ich wieder zu meiner Lieblingsärztin, klopfe an die Tür, stecke meinen Kopf hinein, jedoch sitzt gerade ein anderer Patient bei ihr. »Ich rufe Sie auf, wenn Sie dran sind, Frau Roggenkamp«, sagt sie. Also schließe ich die Tür wieder und setze mich auch hier in den Warteraum. Ich glaube, das meiste, was die Patienten hier im Krankenhaus machen, ist warten. Es hat sich auch schon mal einer tot gewartet, denke ich.

Gleich darauf verlässt der Patient das Sprechzimmer.

»So, Frau Roggenkamp, kommen Sie rein!«, sagt meine Ärztin und schaut mich an, als ich Platz genommen habe. »Tut mir leid, Frau Roggenkamp, Ihre Werte überzeugen mich noch immer nicht, wir machen es jetzt, wie ich gestern gesagt habe. Wir hängen sie jeden Tag nach der Bestrahlung an eine Infusion und erst nach dieser können Sie dann nach Hause. Am Ende der Woche schauen wir dann, wie ihre Werte sind. Eventuell müssen Sie am Wochenende dann hier bleiben, aber nur eventuell.«

Ein tiefer Seufzer entflieht meiner Brust. »Die hätten doch operieren sollen«, sage ich, »dann hätte ich schon alles hinter mir und müsste jetzt nicht das alles hier mitmachen!«

»Sie wissen doch, Frau Roggenkamp, dass das Risiko für eine Operation einfach zu groß war!«

»Ja!«, sage ich, »das weiß ich, trotzdem hätte ich dann schon alles hinter mir, egal wie es ausgegangen wäre.«

»Haben Sie eigentlich mal die Psychologin angerufen«, fragt sie mich jetzt, »um mit ihr einen Termin zu vereinbaren?«

»Nein! Habe ich noch nicht!«

»Das müssen Sie selbst entscheiden, Frau Roggenkamp, aber ich denke, in ihrem Zustand wäre es vielleicht angebracht. Aber letztendlich müssen sie das selbst wissen.«

Ich stehe auf. »Also gut«, sage ich, »dann gehe ich jetzt mal auf Station und lasse mir meine Infusion anhängen.«

»Na, dann bis Ende der Woche!«, sagt die Ärztin.

»Okay«, sage ich und schließe die Tür hinter mir. Ich bin echt enttäuscht, dass ich nun doch wieder so lange hier in der Klinik bleiben muss. Ich hatte sehr gehofft, dass sich meine Blutwerte verbessert haben. Aber es hilft wohl nichts, also gehe ich nach oben auf die Station und sage denen, dass ich die restliche Woche jeden Tag nach der Bestrahlung noch eine Infusion bekommen soll.

Wieder setze ich mich in die Reihe der Patienten, die wie die Hühner auf einer Stange sitzen. Das Ganze dauert wieder zwei bis zweieinhalb Stunden, bis beide Medikamenten-Infusionen plus die Kochsalzlösung durchgelaufen sind. Während die Infusion durchläuft, überlege ich mir, dass ich seit dem 19.09.2012, seit ich erstmals den Fuß in die Klinik gesetzt habe, keine einzige Zigarette mehr geraucht habe und auch keinerlei Verlangen danach hatte. Eigentlich könnte ich stolz auf mich sein, denn ich hatte es ja schon tausendmal probiert und tausendmal habe ich es nicht geschafft. Aber dieses Mal scheint es wohl zu funktionieren. Jedoch überlege ich mir, dass ich wohl nur deshalb keine Entzugserscheinungen habe, weil mein Körper durch die Chemo genug Gift bekommen hat. Nikotin ist ja auch Gift, die Chemo nun pures. Das sollte meinem Körper wohl genügen. So denke ich und überzeuge mich selbst, also schließe ich das Thema Rauchen jetzt endgültig ab.

Eine halbe Stunde vor Ablauf der Zeit rufe ich meinen Fahrer an und sage ihm, dass er mich dann abholen kann. Sobald die Infusionen durchgelaufen sind, stöpselt die Krankenschwester mich von allem ab und ich kann endlich gehen.

Auf dem Flur sitzen noch immer eine ganze Menge Patienten. Ich bin froh, dass sie mich täglich dazwischenschieben und ich nicht warten muss, bis all die anderen Patienten dran waren. Unten angekommen steige ich zu meinem Fahrer in den Wagen, der bereits auf dem Parkplatz steht und freue mich, endlich hier weg zu können.

»So«, sagt mein Fahrer, »wo fahren wir denn nun als Erstes hin? Zum Einkaufen?« Ach ja einkaufen! Irgendwie bin ich jetzt wieder durch diese Tortur fix und fertig und will eigentlich nur nach Hause.

»Soll ich für Sie etwas einkaufen?«, fragt mich mein Fahrer jetzt. »Sie können ja im Wagen sitzen bleiben. Sie sagen mir was sie brauchen, ich gehe dann für Sie in den Supermarkt.«

»Das würden Sie tun?«

»Ja, natürlich!«, Frau Roggenkamp. »Was glauben Sie, für wie viele Patienten ich einkaufen gehen muss?«

»Dafür gebe ich Ihnen aber fünf Euro extra!«, sage ich zu ihm. Ich war da wie mein Exmann, der hat auch immer lieber alles bezahlt, damit er sich bei niemandem bedanken muss.

»Ist schon gut!«, sagt er. »Schreiben Sie mir einen kleinen Zettel und ich hole Ihnen dann die Sachen!«

»Vielen Dank!«, sage ich. Unterwegs hält er bei einer Bank. »Sie wollten doch noch auf die Bank, Frau Roggenkamp«, sagt er.

»Ja, das ist richtig, aber ich braucht die Kontoauszüge von den letzten drei Monaten, also muss ich irgendwann diese Woche in unserem Ort auf die Bank.«

»Wenn Sie möchten, kann ich Sie da auch hinfahren!«, sagt er.

»Und was wollen Sie dafür haben?«, frage ich.

»Ach«, sagt er, »das verbinden wir einfach mit dem Einkaufen und dafür geben sie mir dann zehn Euro. Wenn Sie möchten, können wir das gerne einmal in der Woche machen. Da machen wir dann so eine Art Rundfahrt und klappern alles ab, wo Sie hin müssen: einkaufen, Arzt und Bank, oder was immer Sie möchten und dafür nehme ich dann wie gesagt zehn Euro.«

»Ich überlege es mir!«, sage ich, da ich jetzt wieder ziemlich müde werde. Ich schreibe dem Fahrer noch schnell auf einen Zettel, was er für mich einkaufen soll. Es ist nicht viel, weil ich nicht möchte, dass er da stundenlang im Supermarkt herumrennen muss. Aber so ein bisschen was brauche ich doch, damit ich nicht verhungere. Er hält an dem Einkaufsmarkt an, nimmt meinen Zettel in die Hand, steigt aus und geht hinein.

Während mein Fahrer einkaufen ist, muss ich meine Tränen zurückhalten. Mir wird wieder einmal bewusst, wie allein, einsam und verlassen ich doch bin. Wenn meine Familie jetzt hier wäre, würden sie für mich einkaufen fahren und sich auch manchmal um mich kümmern. Nicht jeden Tag, das würde ich sicherlich auch nicht wollen, aber eben so hin und wieder, wenn es denn so gar nicht mehr mit meiner Gesundheit geht. Und was ist hier, denke ich. Nichts ist, ich bin hier am Ende der Welt und kein Mensch interessiert es, wie es mir geht und wie ich mit allem zurechtkomme. Das ist wirklich frustrierend. Mühsam unterdrücke ich nun meine aufkommenden Tränen.

Als der Fahrer zurückkommt, habe ich mich wieder etwas gefangen. Trotzdem bin ich froh, wenn ich endlich zu Hause allein bin. Er hat alles bekommen, was ich ihm aufgeschrieben habe.

Als wir dann endlich bei mir zu Hause vor der Tür stehen, rechne ich erst einmal mit meinem Fahrer ab. Ich unterschreibe ihm alle Quittungen, die er bisher für die Fahrten in die Klinik hin und zurück gesammelt hat. Dann gebe ich ihm noch jeweils die fünf Euro für die Hin- und Rücktour zur Klinik sowie das Geld fürs Einkaufen und quitt sind wir wieder.

»Bis morgen«, sagt er, »und vergessen Sie nicht bei der Krankenkasse anzurufen und zu beantragen, dass man Sie von der Zuzahlung befreit.«

»Ja«, sage ich, »ich werde daran denken!« Dann steige ich aus, nehme meine Einkaufstüte, gehe die Treppe nach oben, schließe meine Wohnungstür auf und lasse mich erst einmal umgehend auf mein Bett fallen. Die Einkaufstüte hatte ich vorher in den Flur gestellt.

Für eine halbe Stunde bleibe ich liegen, so fix und fertig bin ich. Doch dieses Mal schlafe ich nicht ein. Dann stehe ich wieder auf, packe die Lebensmittel aus, die im Flur stehen. Danach gehe ich an meinen PC, um zu sehen, was an E-Mails eingegangen ist. Wie immer ist es fast nur Mist und das meiste davon kann ich löschen – alles Werbung, Gedöns und nur unwichtiger Kram. Vor der Diagnose ›Lungenkrebs‹ war ich oft auf Single-Foren und habe mit männlichen Singles geschrieben. Die meisten davon waren Idioten und wollten nur das eine – aber wirklich gar nichts anderes hatten sie im Kopf. Die meisten Männer in diesen Foren sind wirklich absolut nur niveaulos und definitiv unterste Schublade – ganz ehrlich. An einer Hand kann ich abzählen, wie viele vernünftige Singlemänner dabei waren. Und auch jetzt, oder gerade jetzt, ist mir nach solchen Idioten nicht zumute und ich lösche alles, was in den letzten Tagen vom Singleforum bei mir eingegangen ist. Ich schalte den PC wieder aus, mache mir eine Kleinigkeit zu essen, lege mich dann auf die Couch und nehme mir endlich eines der beiden Krebs-Bücher, die ich bestellt hatte, zur Hand. Eigentlich wollte ich sie erst in der Klinik lesen, aber was sollte ich sonst machen? Außer fernsehen und lesen geht in meiner Verfassung nichts. Gerne wäre ich mal ein bisschen in der Natur spazieren gegangen. Aber ich bin ja schon nach wenigen Metern so fix und fertig, kaum mehr in der Lage, auch nur einen einzigen Schritt weiter zu laufen. Also lasse ich das. Davon abgesehen lese ich sehr gerne, also fange ich mit dem ersten Buch an und lese und lese. Jedoch, was ich da von dieser Schreiberin erfahre, lässt mir die Haare zu Berge stehen – noch habe ich ja welche. Was sie schreibt, klingt aus meiner Sicht so, als seien der Krebs und die Chemotherapie ein Spaziergang. Trotzdem lese ich das Buch zu Ende.

Als ich die letzte Seite gelesen habe, ist es schon 23:00 Uhr. Dann wird es wohl Zeit, ins Bett zu gehen. Ich stehe also auf, kleide mich in meinem Schlafzimmer aus und lege mich in mein Bett. Meine Gedanken verweilen immer noch bei der Autorin und ihrem Buch. Es entspricht aus meiner Sicht in keinster Weise den Tatsachen, dem, was man da durchmacht und mitmacht, wirklich absolut nicht. Es mag natürlich sein, dass es für sie tatsächlich erträglicher war, denn sie hat einen Mann, Kinder und wirklich gute Freunde. Und diese Menschen taten alles für sie: die Formulare für die Krankenkassen oder andere Behörden ausfüllen, einkaufen gehen, mit Behörden telefonieren, putzen, kochen, waschen, bügeln, Rasenmähen und was sonst noch so alles im Alltag anfällt. Wenn man jemanden hat, der alles für einen erledigt, ist es vielleicht wirklich leichter. Wenn es Menschen gibt, die einen in den Arm nehmen, trösten, Mut zusprechen, einem nur durch ihre Anwesenheit Kraft geben und man sich dadurch nur auf die Genesung konzentrieren kann, dann könnte ich mir vorstellen, dass es etwas leichter ist, diesen Weg zu gehen. Ich glaube – oder bin mir fast schon sicher –, dass das aber bei den wenigsten Krebspatienten der Fall ist. Ich denke eher, dass es den meisten so ergeht wie mir, dass sie ohne jegliche Hilfe alles allein bewältigen müssen. Ich möchte nicht wissen, wie viele Krebspatienten in der Großstadt auf sich allein gestellt sind, die sich genauso herumquälen wie ich. Und da kommt diese Frau und schreibt ein Buch über Krebs, als sei es ein gemütlicher Spaziergang, diesen Weg zu gehen. Das finde ich schon sehr heftig. Na ja, mal sehen, wie das nächste Buch ist, vielleicht ist das ein bisschen realistischer geschrieben, denke ich. Ich drehe mich in meinem Bett herum und bin irgendwann eingeschlafen.

Auch an den Wochenenden muss ich in die Klinik. Zwar gibt

es keine Bestrahlung, aber ich muss mir meine Medikamenten-Infusionen abholen. Den Rest des Wochenendes verbringe ich, wie die komplette Woche auch, mit essen, schlafen, lesen und fernsehen. Ab und zu telefoniere ich mit meiner Mama und meiner Familie. Aber das war's dann auch schon. Zu mehr bin ich körperlich nicht in der Verfassung.

Am Montag muss ich erst einmal in die Uniklinik, damit sie mir endlich diesen blöden Port für die Chemo legen können. Mein Fahrer holt mich wie gewohnt am frühen Morgen ab und fährt mich in die Uniklinik. Er sagt, ich solle ihn anrufen, wenn die OP beendet ist.

»Alles klar!«, sage ich, steige aus und gehe in die Klinik in die Aufnahme. Das übliche Formularausfüllen für die kommende OP.

»Gehen Sie in den Warteraum«, sagt die Dame an der Anmeldung. »Sie kommen dann gleich dran!«

Na ja, mal sehen, was man hier unter ›gleich‹ versteht. Aber sie hatte ausnahmsweise recht, ich sitze keine fünf Minuten, da kommt eine Krankenschwester in den Warteraum und ich werde von ihr aufgerufen: »Frau Roggenkamp, kommen Sie bitte mit!«, sagt sie zu mir und begleitet mich den Gang hinunter. Dann zeigt sie mir eine Kabine, in die ich gehen soll. »Bitte gehen Sie dort hinein«, sagt sie, »und ziehen Sie sich bis auf ihren Slip aus.«

Gesagt, getan, ich gehe in die Kabine, ziehe mich aus und harre der Dinge, die da jetzt kommen. Kurz darauf fragt sie: »Sind Sie fertig? Dann kommen Sie bitte mit und legen sich hier auf den OP-Tisch.«

Ich folge ihr und lege mich hin. Der Tisch ist kalt.

»Sie bekommen jetzt so eine Art Schlafmittel, das verhindert, dass Sie mitbekommen, was während der OP abläuft.« Sie gibt mir das Mittel, das ich einnehmen soll, und tatsächlich: Zehn Minuten später bin ich irgendwie in einer ganz anderen Welt. Ich stehe total unter Drogen.

Nun betritt auch der Arzt, der die Operation durchführen wird, den OP-Raum. Ich bekomme alles mit und bin trotzdem irgendwo in einer anderen Welt. Ist ganz komisch, so etwas habe ich noch nie erlebt.

Der Arzt tritt an den OP-Tisch, schaut sich beide Seiten von meinem Oberkörper an, direkt über dem Brustkorb. »Na also, viel Fett, Frau Roggenkamp, ist ja nicht an Ihnen, dann wollen wir mal schauen, wie wir den Port am besten bei Ihnen gesetzt bekommen. Die Operation dauert normalerweise nur etwa 15 Minuten.«

Und los geht die Operation. Noch merke ich nichts davon und bin noch immer in einer ganz anderen Welt. Jedoch dauert die Operation länger, als er gesagt hat. Er stochert und zieht und zerrt an mir herum beziehungsweise an meiner Haut, weil er wohl den Port, also das kleine viereckige Kästchen, nicht exakt dahin bekommt, wo er es haben will, und langsam lässt die Narkose nach. Ich verspüre Schmerzen und stöhne auf: »Aua«, rufe ich und von der anderen Welt ist kaum noch etwas zu spüren.

Der Arzt schaut mich an und sagt zu der assistierenden Krankenschwester: »Geben Sie ihr noch eine Ladung von dem Beruhigungsmittel, die OP dauert doch etwas länger. Schnell, bevor sie uns hier noch ganz zu sich kommt.«

Die Krankenschwester flößt mir umgehend noch etwas von

dem Beruhigungsmittel ein. Und keine zwei Minuten später bin ich wieder in einer anderen Welt.

Die Operation dauert nun doch eine Stunde. Langsam komme ich wieder ganz zu mir.

»Sie haben heute meinen Zeitplan aber ganz schön durcheinandergebracht, Frau Roggenkamp«, sagt der operierende Arzt nun zu mir, »aber nun haben wir es geschafft.« Während er mit mir spricht, sieht er ganz schnell das Röhrchen, das vorher in meinem Hals war, heraus. Es war nur ein ganz kurzer Schmerz, da ich damit überhaupt nicht gerechnet hatte. Ruck, zuck war es vorbei.

»Lassen Sie in den nächsten fünf Jahren den Port nicht entfernen, für den Fall, dass Sie wieder anfangen zu rauchen«, sagt er noch zu mir und verlässt den Operationssaal.

»Bleiben Sie bitte noch fünf Minuten liegen!«, sagt nun die Krankenschwester, »dann können Sie aufstehen und nach Hause gehen beziehungsweise kann ihr Fahrer sie dann abholen. Soll ich den für Sie anrufen?« fragt sie mich jetzt.

»Ja, das wäre sehr nett«, gebe ich zurück. Ich gebe ihr die Telefonnummer von meinem Fahrer, sie wählt für mich die Nummer und sagt ihm Bescheid, dass er mich in der nächsten halbe Stunde abholen kann.

»Das hat doch ganz schön weh getan!«, sage ich zu der Krankenschwester.

»Das lag daran, Frau Roggenkamp, dass an Ihnen nichts dran ist, da war es für den Arzt etwas schwieriger, den Port unter ihre Haut zu bekommen und auf den rechten Platz zu setzen. Das muss aber genau gemacht werden, damit die Chemo über den Port durchlaufen kann. Aber Sie haben es ja nun überstanden«, sagt sie noch.

Nach fünf Minuten stehe ich auf, kleide mich wieder an und verlasse die Kabine. Die Stelle, wo der Port sitzt, fühlt sich ein bisschen komisch an, ansonsten merkt man eigentlich nur etwas davon, wenn man mit dem Finger über die Haut fährt – Gott sei Dank.

Die Bestrahlung fällt durch die Operation heute aus und der Fahrer kann mich ausnahmsweise mal umgehend nach Hause fahren. Ich bin echt froh darüber. Ich erzähle meinem Fahrer, wie weh das doch getan hat, obwohl mir alle berichtet hatten, es würde überhaupt nicht weh tun, so einen Port zu setzen und dass der operierende Arzt gesagt hat, ich hätte ihm seinen ganzen Zeitplan durcheinandergeworfen.

Mein Fahrer lacht. »Das passt zu Ihrem Wesen, Frau Roggenkamp«, sagt er.

Ich sage nichts dazu und schaue, wie immer, nur aus dem Fenster. Ich bin von der Operation fix und fertig und bin einfach nur froh, wenn ich in meinen vier Wänden bin und meine Ruhe habe.

Der Fahrer setzt mich zu Hause ab, wünscht mir gute Besserung. »Wir sehen uns morgen«, sagt er noch und fährt davon.

Endlich mal früher zu Hause und nicht den ganzen Tag in der Klinik verbracht, denke ich. Ich gehe in meine Wohnung, lege mich fix und fertig auf meine Couch und nehme mir nach einer Weile des Ausruhens das zweite Krebsbuch zur Hand. Zu etwas anderem bin ich nicht mehr in der Lage. Die Lektüre aber sagt mir nicht zu. Auch bei dieser Frau und ihrem Buch komme ich zu dem Entschluss, dass sie das Ganze verharmlost, dass sie nichts anderes sagt, als dass man nur positiv denken muss und schon ist die Welt wieder in Ordnung. Auch sie hat einen Mann, der ihr zur Seite steht, sowie gute Freunde, die ihr eine ganze Menge abnehmen. So umsorgt ist es kein Wunder, dass man den Blick für die Realität verliert, überlege ich mir. Bis zum letzten Satz finde ich dieses Buch völlig an der Realität vorbei. Irgendwann fallen mir die Augen zu und ich bin eingeschlafen.

Stunden später wache ich auf, total verspannt, erhebe mich von meiner Couch, gehe in mein Schlafzimmer und lege mich geradewegs wieder ins Bett. Ich schaffe es nur noch, mich zur Seite zu drehen, bevor ich wieder einschlafe.

Auch in den nächsten zwei Wochen muss sich tagtäglich in die Klinik. Noch immer haben sich meine Werte nicht gebessert. Zur Bestrahlung komme ich sowieso jeden Tag, aber ich bekomme auch weiterhin jeden Tag zwei Infusionen. Die tägliche Bestrahlung schadet meiner Speiseröhre im Moment sehr. Es fällt mir schwer, zu schlucken, außerdem tut es ziemlich weh. Auch ist es mir nicht möglich, ein längeres Telefonat zu führen, da ich nach vielem Sprechen immer anfange zu Husten. Die Bestrahlung ist ja direkt auf meinen Brustkorb gerichtet, eben wegen der Lunge. Ich nehme mir vor, das anlässlich meines nächsten Besuches bei meiner Lieblingsärztin anzusprechen. In der Zwischenzeit bin ich mit meinem Fahrer auch auf der Bank gewesen, habe meine Auszüge für die letzten drei Monate abgeholt und diese an das für mich zuständige Hartz-IV-Amt geschickt. Auch das Formular für das Arbeitsamt ist jetzt komplett ausgefüllt und abgeschickt, ebenso das Formular für die Krankenkasse. Jedoch ist keines vollständig ausgefüllt, ich habe eben alles nur so weit, wie ich es verstanden habe ausfüllen können, den Rest können die Ämter selbst erledigen.

Ich habe auch bei der Krankenkasse angerufen und gefragt, ob sie mich von der Zuzahlung befreien können. »Natürlich!«, haben sie gesagt, aber eben auch, dass sie mir da erst einmal ein Formular zuschicken müssen. Dieses sollte ich dann ordnungsgemäß ausfüllen und wieder an die Krankenkasse senden. Was sonst, dachte ich während des Telefonates, anders geht es doch hier überhaupt nicht in Deutschland. Die wissen überhaupt nicht, wie sehr sie die Umwelt mit diesem Papierkrieg schädigen. Also warte ich jetzt erst einmal auf dieses weitere Formular.

Meine Vermieter haben in den vergangenen zwei Wochen auch mal bei mir geklingelt und mich gefragt, wie es mir geht und wie es jetzt weitergehen soll. Als sie kamen, lag ich gerade im Bett, wie so oft. Ich schlafe sehr viel seit dieser Chemotherapie, kann mich wirklich kaum wach halten. Nachdem ich mich aus dem Bett gequält habe und an die Tür gegangen bin, habe ich mit meinen Vermietern ausgemacht, dass wir uns in fünf Minuten draußen auf der Terrasse treffen. Denn ich musste mich ja noch anziehen.

Dort warteten sie bereits auf mich. Ich habe ihnen gesagt, dass ich die nächsten sechs Monate alle drei Wochen für eine Woche stationär in die Klinik muss. Dass ich in dieser einen Woche jeden Tag zwei Chemos plus eine Bestrahlung bekomme. Und normalerweise dann drei Wochen zu Hause sein sollte, was aber in diesem ersten Monat noch absolut nicht geklappt hat, eben durch diese schlechten Werte. Dass ich die meiste Zeit dieser ersten Wochen in der Klinik verbracht habe, statt zu Hause.

Meine Vermieter waren nur einmal bei mir, um zu fragen, wie es mir geht. Von Jasmin und Paul habe ich überhaupt nichts gehört, sie haben noch nicht einmal angerufen. Von daher bin ich wirklich sehr enttäuscht von meinen sogenannten Freunden.

Meine Familie hat sich dagegen jeden Tag gemeldet. Sie versuchen mich bei jedem Telefonat aufzumuntern und mir Kraft zu geben. Jedoch ist das aus dieser Entfernung und nur am Telefon einfach nicht genug für einen Krebspatienten. Trotzdem versuchen sie es immer wieder, das ist natürlich ganz besonders lieb. Auch mein bester Freund hat sich ab und zu gemeldet, um zu erfahren, wie ich mit allem zurechtkomme. Aber auch er wohnt viel zu weit weg. Er kann nicht einfach mal kurz bei mir vorbeikommen und mir zur Seite stehen. Leider!

Nun steht der zweite stationäre Krankenhausaufenthalt an. Es ist jetzt drei Wochen vor Weihnachten. Ich sträube mich innerlich regelrecht dagegen, ich will da nicht hin. Und ich habe Angst vor der Chemotherapie, wer weiß was diese noch alles mit meinem Körper anstellt! Dass ich die zweite Chemo-Runde besser verkraften soll als die erste, kann ich mir nicht vorstellen. Die stationäre Aufnahme erfolgt wie immer sonntags, also verabrede ich mich mit meinem Fahrer für Sonntagmorgen. Mir graut es schon vor der nächsten Woche, noch bevor wir überhaupt losgefahren sind. Ich packe wieder für eine Woche meine Sachen. Es passt alles in meine Reisetasche, denn so viel brauche ich dort ja nicht. Mein Fahrer kommt um 10:00 Uhr, er hupt immer unten, damit ich weiß, dass er da ist, wobei ich zwischendurch immer aus dem Fenster schaue, damit ich ihn ja nicht verpasse, denn das Hupen höre ich nicht unbedingt immer sofort. Es kommt eben immer darauf an, was ich gerade tue.

Dann ist er da und ich gehe nach unten.

»Auf zur zweiten Runde, Frau Roggenkamp!«, begrüßt er mich, als ich in seinen Wagen steige.

»Ja!«, seufzte ich, »leider!«

»Wenn es hilft, Frau Roggenkamp, dann erfüllt es doch seinen Zweck!«, sagt er zu mir.

»Das ist es ja«, sage ich, »ich bin mir nicht sicher, ob die Chemotherapie wirklich hilft, oder ob sie doch mehr kaputt macht.«

»Ja«, sagt er, »das weiß man nie im Voraus, jeder Körper reagiert anders.«

Auf der Fahrt in die Klinik schweige ich wieder. Ich habe noch immer Probleme mit dem Sprechen. Das will ich auf jeden Fall noch mit meiner Lieblingsärztin besprechen. Das habe ich am Freitag völlig vergessen, als sie mir wieder Blut abgenommen hat. Außerdem bin ich nicht der Typ Mensch, der ununterbrochen reden muss. Für mich ist ein schönes Schweigen auch etwas wert.

Irgendwie bin ich seit der Chemotherapie und Bestrahlung körperlich so schlapp, dass ich über meine Probleme am liebsten gar nicht reden will – nicht mal mit meiner Lieblingsärztin. Ich bin froh, wenn man mich einfach nur in Ruhe lässt, wenn ich zu Hause sein, schlafen und mich ausruhen kann. Alles andere ist mir zu viel, ein Klotz am Bein und strengt mich extrem an. Trotzdem bin ich froh, dass ich meinen Fahrer habe, er will zwar für jede Kleinigkeit Geld, aber er ist wenigstens da, wenn ich ihn brauche. Wir haben jetzt ausgemacht, dass wir einmal in der Woche auf dem Rückweg von der Uniklinik einkaufen oder auf die Bank, in die Apotheke oder zum Arzt fahren. Für die Rundreise will er dann immer zehn Euro haben. Allerdings ist er inzwischen eine faule Socke geworden. Anfangs hat er mir meinen Einkaufskorb noch nach oben vor meine Wohnungstür getragen. Da ich im Hochparterre wohne war mir das zu schwer. Das macht er nun schon nicht mehr. Ich muss dann meinen Einkauf, der doch recht schwer werden kann, wenn ich zum Beispiel Kartoffeln gekauft habe, von Stufe zu Stufe heben und nach oben schaffen. Das ärgert mich schon, aber ich sage nichts. Was soll ich da auch sagen? Es ist ja nicht seine Aufgabe, mir meine Einkäufe nach oben zu tragen. Aber eine nette Geste wäre das schon gewesen, wenn er das weiterhin gemacht hätte. Aber so sind die Menschen eben. Wenn ich dann oben in meiner Wohnung mit meinem Einkaufskorb und sonstigen Sachen endlich angekommen bin, lasse ich generell immer erst einmal alles im Flur stehen und lasse mich auf meine Couch oder auf mein Bett fallen, so fix und fertig bin ich dann immer. Ich schnappe nach Luft wie ein Walross oder als hätte ich den Großglockner bestiegen.

In der Klinik angekommen lässt mich mein Fahrer wie immer auf dem Parkplatz vor der Klinik aus dem Wagen. Er wünscht mir alles Gute und fährt davon.

Schweren Herzens nehme ich meine Tasche und gehe gleich in den zweiten Stock zur Aufnahme. Obwohl sie bereits alle meine Daten haben, muss ich zum 95. Mal meine Krankenkassenkarte abgeben, meinen Namen nennen und denen sagen, dass ich wieder zur Chemotherapie muss. »Nehmen Sie bitte dort auf dem Stuhl Platz, Frau Roggenkamp«, sagt die Krankenschwester, »sobald die Stationsärztin da ist, werden Sie aufgerufen.« Es sitzen schon einige Patienten im Warteraum, ich schaue in die Runde, ob ich vielleicht jemanden kenne. Nein, ist keine dabei, die mir bekannt vorkommt oder mit mir in einem Zimmer war. Kann natürlich sein, dass die Patienten die immer nur eine Nacht stationär bleiben, erst montags kommen. Dann bin ich wenigstens heute noch allein auf meinem Zimmer, denke ich.

Ich fühle mich überhaupt nicht wohl, es war doch eine sehr anstrengende Woche. Die tagtäglichen Klinikbesuche, die Bestrahlung und die Medikamenten-Infusionen, das alles hat mir ganz schön zugesetzt. Dadurch, dass ich die letzten Tage so schlecht schlucken konnte, habe ich auch kaum etwas gegessen. Dadurch habe ich inzwischen schon drei Kilo abgenommen. Das gefällt mir gar nicht, aber ich kann es nun mal nicht ändern. Ich wollte schon immer ein paar Kilo zunehmen, aber ich konnte noch so viel essen und in mich hineinschaufeln, zugenommen habe ich immer höchstens mal ein Kilo. Abgenommen habe ich dagegen immer ruck, zuck. Da ja eine körperliche Ursache dafür nie zu finden war, war das Schlanksein bei mir wohl Veranlagung. Meine Mama ist auch sehr schlank.

Nach ungefähr 45 Minuten, in denen ich innerlich mal wieder kurz vor einem Wutanfall stehe, weil mir diese Warterei schon wieder tierisch auf die Nerven geht, kommt endlich die Stationsärztin und sagt, das ich mit ihr kommen soll. Wir gehen in das Arztzimmer, sie nimmt mir wie vor jeder stationären Aufnahme Blut ab. Diese Prozedur ist nötig, damit sie von Anfang an wissen wie, es um meine Werte steht. Sie schaut in meine Krankenakte und fragt, ob ich endlich einen Port für die Chemotherapie gelegt bekommen habe.

»Ja, sie haben ihn links über meiner Brust eingesetzt!«

»Na prima sagt sie, dann können sie ja dieses Mal die Chemo über den Port bekommen. Das geht dann viel einfacher.«

Ich kenne diese Ärztin nicht und bin auch am liebsten bei meiner Lieblingsärztin in Behandlung. Dennoch muss ich zugeben, dass sie noch besser Blut abnimmt als meine Lieblingsärztin. Bei ihr merke ich wirklich absolut gar nichts. Das finde ich toll. Ich sage ihr das auch und frage sie auch gleich, ob sie mir nicht immer Blut abnehmen könnte. Sie lacht. »Danke schön, wenn ich da bin, können Sie ruhig nach mir verlangen.«

Allerdings weiß ich ihren Namen gleich darauf nicht mehr. Namen sind für mich einfach Schall und Rauch, Namen vergesse ich ganz schnell, wenn ich mit der Person nicht öfter etwas zu tun habe.

»Sie kommen wieder in dasselbe Zimmer, wie beim ersten Mal!«, sagt sie nun. »Wieder im dritten Stock in der Tagesklinik. Im Moment sind Sie noch allein in ihrem Zimmer, doch kommt eventuell heute noch eine weitere Patientin dazu, dann haben sie Gesellschaft. Sie können jetzt auf ihr Zimmer gehen, Frau Roggenkamp, ich wünsche Ihnen ganz viel Glück!«

»Vielen Dank!«, sage ich, stehe auf, verlasse den Raum und laufe in den dritten Stock. Den Aufzug benutze ich ja niemals allein, da würde ich am Rad drehen. Allein der Gedanke daran, dass steckenbleiben könnte ... Da laufe ich wirklich lieber die paar Treppen in den zweiten Stock. Es ist zwar sehr anstrengend und ich schnaufe dabei wieder wie ein Walross, aber das ist mir lieber, als Gefahr zu laufen, allein im Aufzug steckenzubleiben.

Oben in meinem Zimmer angekommen, lasse ich mich auf mein Bett fallen und es entringt sich ein tiefer Seufzer meiner Brust. Wieder ganz allein, wieder alles ganz allein durchstehen und wieder nicht wissen, was die Chemo dieses Mal mit meinem Körper anstellt. Traurig packe ich meine Sachen aus und lege sie in den Schrank. Dieses Mal hatte ich mir das zweite Krebsbuch mitgenommen und auch noch einen weiteren Roman zum Lesen. Obwohl ich normalerweise Romane nicht lese, das ist mir alles zu unrealistisch. Ich nehme mir das Krebsbuch zur Hand, lege mich auf mein Bett und lese. Auch bei dem zweiten Buch geht es mir, wie mit dem ersten Krebsbuch: Aus meiner Sicht wirklich völlig an der Realität vorbei. Es ist schön, dass die beiden Frauen den Krebspatienten Mut machen wollen, das steht außer Frage. Jedoch bringt es nichts, anderen Krebspatienten Mut machen zu wollen mit einem völlig unrealistischen Ablauf der Therapie. Das ist meine persönliche Meinung. Trotzdem lese ich auch das Buch zu Ende, allerdings nicht heute, die nächsten Tage werde ich noch genug Zeit haben dafür.

Ich lege mich auf die Seite, um ein wenig zu dösen und irgendwann bin ich eingeschlafen. Das Klopfen an meiner Tür weckt mich auf. Alles wie beim ersten Mal: Die Krankenschwester kommt rein, misst bei mir den Blutdruck und die Temperatur, übergibt mir die Essensliste, aus der ich wieder raussuchen soll, was ich die Woche über essen möchte, bringt mir die Thrombosestrümpfe, die ich dieses Mal selbst anziehen soll und sagt mir, dass sie später noch einmal vorbeischaut. Die

Tür schließt sich hinter ihr. Dann schaue ich fern. Es kommt wie jeden Sonntag der Tatort, den schaue ich ganz gerne, weil ich dann immer mit rate, wer der Mörder ist. Das ist bei mir schon seit Jahren eine sonntägliche Tradition. Es kommt doch kein weiterer Patient zu mir aufs Zimmer. Ich bin auch froh drüber, da kann ich meinen Gefühlen, Gedanken und Tränen freien Lauf lassen. Nach dem Tatort mache ich den Fernseher aus, lege mich zur Seite. Ich bin traurig, weil ich nun auch diese zweite stationäre Chemo-Woche ganz allein durchstehen muss. Irgendwann bin ich dann eingeschlafen.

Am nächsten Morgen geht es auf der Station wie immer um 6:00 Uhr los. Ich höre, wie draußen auf dem Gang die Krankenschwestern hin und her laufen, um alles für die Patienten herzurichten, die am Morgen zur Chemo kommen und am späten Nachmittag wieder nach Hause gehen. Ich glaube schon, dass das eine ganze Menge Vorarbeit ist, es sind ja zehn Patienten, die in dem Chemo-Zimmer Platz genommen haben. Frau Wolf, die mich am ersten Tag in Empfang genommen hatte, steckt ihren Kopf ins Zimmer. »Hallo, Frau Roggenkamp, alles in Ordnung?«

»Ja«, gebe ich zurück, »soweit man das so nennen kann!«

»Gut, ich komme gleich vorbei zur üblichen Blutabnahme, damit wir ihre Chemo heute etwas früher bekommen und wir Ihnen, wie für Sie vorgesehen, die nächsten fünf Tage zwei Chemos pro Tag verabreichen können. Also bis gleich!«, sagt sie und schließt die Tür.

Mir graut es wirklich vor der Chemo. Die Angst, was diese noch alles in meinem Körper anrichten könnte, ist auf einmal in mir übermächtig. Leise rollen die Tränen über mein Gesicht.

Reiß dich zusammen, Marina, rüge ich mich selbst, keine Tränen vor anderen. Meine Tränen versiegen so schnell wie sie gekommen sind, ich vergrabe sie tief in mir und lasse nicht zu, dass sie mir wieder in die Augen treten.

Wieder betritt Frau Wolf das Zimmer, kommt an mein Bett, nimmt mir Blut ab und verlässt mit den beiden Röhrchen im Eiltempo mein Zimmer. Die haben hier auf der Station schon ganz schönen Stress, denke ich. Es sind drei Krankenschwestern, die das Chemo-Zimmer und die Patientenzimmer betreuen. Hier auf der Tagesklinik liegen Männer und Frauen gemischt, was sicher daran liegt, dass es eben eine Tagesklinik ist, da kann man Männer und Frauen schon mal zusammenpacken. Außerdem hat ja jedes Zimmer seine Dusche und seine Toilette, da macht es nichts aus, wenn Männlein und Weiblein zusammen auf der Station liegen.

Heute muss ich bereits um 9:00 Uhr zur Bestrahlung. Nach dem Frühstück, was bei mir dieses Mal recht karg ausfällt, da ich extreme Probleme beim Schlucken habe, gehe ich zur Bestrahlung. Auf dem Flur sitzen schon wieder eine ganze Menge Patienten – wie immer wie die Hühner auf der Stange. Montags scheint besonders viel los zu sein. Die Schwestern sind im Moment nur am Rotieren. Ich muss ewig warten. Die bekommen das hier wohl nie geregelt, denke ich. Diese Warterei tut mir einfach nicht gerade gut. Wenn es einem nicht gut geht, dann ist alles, sogar das Warten, eine Quälerei und eine Belastung.

Wir sind nun bereits zu sechst. Einer der Patienten fängt nun an, sich lautstark über die Warterei zu beschweren. »Es ist immer dasselbe hier, ich warte hier schon seit anderthalb Stunden, es reicht mir langsam«, schimpft er vor sich hin. Eine Schwester kommt aus dem Bestrahlungszimmer und versucht ihn zu besänftigen. Doch er brüllt sie jetzt regelrecht an, dass sie alle unfähig seien. »Wir sind Patienten, wir sind krank und einfach nur froh, wenn wir wieder in unserem Zimmer, in unserem Bett liegen!«, brüllt er herum. Die Schwester unterbricht ihn: »Beruhigen Sie sich wieder! Sie sind ja jetzt dran, kommen Sie mit!« Wütend geht der Mann hinter ihr her in den Bestrahlungsraum.

Ich finde, der Mann hat recht, ich kann gut verstehen, dass ihm der Geduldsfaden gerissen ist. Es ist ja nicht die Ausnahme, dass man hier mal länger warten muss, sondern es ist die Regel, dass man bei der Bestrahlung unter einer Stunde Wartezeit nicht dran kommt. Da frage ich mich wirklich, warum sie den Patienten Termine geben, wenn das doch sowieso generell nicht funktioniert. Leider nutzt da brüllen und sich ärgern nichts, davon kommt man auch nicht früher dran.

Ich muss heute sogar fast zwei Stunden warten und bin, wie der Mann vorhin, auch kurz vorm Ausrasten. Man ist Krebspatient, es geht einem sowieso nicht gut, und dann muss man hier noch zwei Stunden vor der Tür sitzen. Das finde ich sehr heftig. Als ich endlich dran bin, sage ich aber nichts dazu, lege mich auf die Röhre und lasse die Bestrahlung wie immer über mich ergehen. Was bleibt mir auch anderes übrig. Danach gehe ich wieder hoch auf die Station in den dritten Stock in mein Zimmer.

Zu meiner Überraschung ist die Frau mit dem Bauchspeicheldrüsenkrebs wieder da. »Hallo«, sagt sie.

»Hallo!«, sage ich zurück.

Sie sieht sehr mager aus, sie muss wohl eine ganze Menge abgenommen haben. Wenn man sie anpustet, fällt sie bestimmt um, denke ich. Sie scheint auch nicht besonders gut drauf zu sein. Ihr Mann ruft an und sie schimpft mit ihm, allerdings weiß ich nicht, worum es geht. Als sie auflegt, sage ich ganz offen zu ihr, dass ich nicht verstehe, wie sie so mit ihrem Mann schimpfen kann, er tut doch wirklich alles für sie und ist wirklich rührend um sie bemüht. »Finde ich ganz toll von Ihrem Mann!«, füge ich noch hinzu.

Sie lächelt mich an: »Ja! Stimmt!«, sagt sie, »Da haben Sie schon recht, aber ich habe manchmal das Gefühl, meine Familie stellt mich im Moment oft so hin, als könne ich nichts mehr selbst entscheiden. Sie entscheiden einfach Dinge über meinen Kopf hinweg, ohne mich vorher zu fragen oder mich zumindest darüber zu informieren.«

»Dann müssen Sie in aller Ruhe mit Ihrem Mann und Ihrer Tochter darüber reden. Sie müssen ihnen sagen, dass Sie noch nicht tot sind und dass Sie noch in der Lage sind, selbst Entscheidungen zu treffen.«

»Ja, das stimmt, vielleicht sollte ich es den beiden wirklich mal versuchen, ganz offen und ehrlich zu erklären. Vielleicht verstehen sie es dann.«

»Sie können froh sein«, sage ich zu ihr, »dass sie so einen tollen Mann haben, der sie wirklich immer liebevoll umsorgt.«

»Ja, ja, ist schon gut. Wenn er kommt, werde ich ihm auch sagen, wie froh ich bin, dass ich ihn habe. Sie haben schon recht, Frau Roggenkamp!«, sagt sie.

Ich lächle nur und sage nichts mehr. Es ist ja auch ihre Sache, nur war mir eben aufgefallen, dass sie öfter mit ihm schimpft, obwohl er das aus meiner Sicht nicht verdient hat. Ich wäre froh, wenn sich jemand so um mich kümmern würde in dieser schweren Zeit, wie er sich um sie kümmert.

Die Frau mit dem Mundkrebs habe ich seit dem ersten Mal hier nicht mehr gesehen. Manchmal denke ich schon an sie und frage mich, wie es ihr wohl geht. Ich hab auch mal eine der Krankenschwestern nach ihr gefragt, aber diese dürfen mir leider nichts über die Patienten sagen. Also habe ich nichts über sie erfahren können.

Irgendwie tut mir heute mein rechter Arm ziemlich weh, auch habe ich das Gefühl, dass er geschwollen ist.

Es klopft und meine Lieblingsärztin betritt unser Krankenzimmer. »Hallo, Frau Roggenkamp!«, sagt sie und kommt an mein Bett. »Ich wollte mal sehen und hören, wie es Ihnen geht und wollte Ihnen noch Bescheid geben, dass wir jetzt bei der Chemo das Cortison weglassen und ich wollte Sie bitten, uns mitzuteilen, ob ihre Albträume dann damit weg sind.«

»Ja, das ist gut«, sage ich zu ihr, »und ich werde Sie informieren, wie es bei mir aussieht. Allerdings habe ich noch ein Problem.«

»Und das wäre?«, fragt sie mich.

»Ich kann kaum noch schlucken, ich weiß nicht, woher das kommt. Das kann doch nur durch die Bestrahlung sein, oder?«

»Ja, die Bestrahlung verbrennt den Tumor, somit kann es passieren, dass die Speiseröhre dadurch beschädigt wird. Warten wir aber noch ein bisschen ab, Frau Roggenkamp, wenn es wirklich nicht mehr geht, müssen wir Sie künstlich ernähren.«

»Künstlich ernähren?«

»Ja«, sagt sie, »Sie bekommen dann über den Port eine milchige Flüssigkeit, die alle Vitamine und Nährstoffe enthält, die Ihr Körper braucht. Allerdings wäre es mir lieber, wir würden damit noch etwas warten und mit der künstlichen Ernährung erst dann beginnen, wenn das Schlucken gar nicht mehr funktioniert. Wir müssten Sie dann auch zu Hause künstlich ernähren.«

»Wie soll denn das bei mir zu Hause gehen?«, frage ich sie.

»Wir beauftragen dann einen Pflegedienst, die jeden Tag zu Ihnen kommt und Ihnen die flüssige Nahrung anhängt. So wie Sie jetzt hier die Chemo über den Port bekommen, erhalten Sie dann auch die Flüssignahrung auf diesem Weg zugeführt. Sonst noch irgendetwas, Frau Roggenkamp?«, fragt sie.

»Ja, mein rechter Arm tut mir irgendwie seit gestern unheimlich weh, auch habe ich das Gefühl, dass er geschwollen ist!«

»Na, dann zeigen Sie mal her!«, sagt sie, schiebt den Ärmel von meinem Pullover hoch und schaut ganz erschrocken. »Tatsächlich!«, sagt sie. »Ich denke, Sie gehen umgehend zum Röntgen, ich glaube, Sie haben eine Thrombose im rechten Arm.«

»Und was heißt das jetzt?«

»Wenn dem so ist, brauchen wir eine andere Stelle, um Ihnen die Chemo zuzuführen. Während einer Thrombose können wir Ihren Arm nicht nutzen. Am besten, Sie gehen gleich los, ich rufe unten an, die sollen umgehend eine Röntgenaufnahme machen.«

Obwohl ich grad erst wieder in meinem Zimmer bin, gehe ich nun also wieder nach unten zum Röntgen. Sie erwarten mich schon – dieses Mal ein junger Arzt, er ist recht nett. »Na, dann kommen Sie mal, Frau Roggenkamp, wollen wir mal schauen, ob Ihre Ärztin mit der Thrombose recht hat. Zeigen Sie mir bitte mal Ihren Arm.«

Ich schiebe den Pullover hoch, er schaut sich meinen Arm ganz genau an. »Ja, ich denke Ihre Ärztin hat recht«, sagt er nun, aber zur Sicherheit machen wir jetzt noch eine Röntgenaufnahme. Gehen Sie bitte dort in die Kabine und ziehen Sie bitte ihren Pullover aus. Ihr Unterhemd können Sie anlassen.«

Er holt mich aus der Kabine, ich soll mich auf eine Pritsche legen, die in dem Raum steht, dann macht von meinem Arm eine Röntgenaufnahme. Diese erscheint gleich auf dem Bildschirm. »Ja, da sehe ich das Gerinnsel. Sie haben definitiv eine Thrombose im Arm!«

Na toll, denke ich, seit die bei mir Lungenkrebs festgestellt haben, schreie ich wirklich bei allem »Hier!«. Davor war ich immer kerngesund gewesen. Bis auf ein paar Kleinigkeiten, die üblichen Dinge eben – Mandeln, Blinddarm und mein Kreuzbandriss im Knie. Aber das war es dann auch schon. Und jetzt, wo ich diesen gefährlichen Lungenkrebs habe, kommt eins nach dem anderen. Ich bin wirklich wieder super begeistert.

»Wir werden jetzt für Ihre Hand und Ihren Arm eine Thrombosebandage anfertigen lassen. Die müssen sie dann erst einmal drei Monate tragen. Ich werde gleich veranlassen, dass jemand von der Orthopädie zu Ihnen kommt, um Ihre Hand und Ihren Arm auszumessen. Sie dürfen Ihren Arm ab jetzt nur noch so wenig wie möglich bewegen.«

»Alles klar«, sage ich, stehe auf, gebe ihm die Hand und verlasse das Arztzimmer. Ich gehe wieder auf Station in mein Zimmer.

Etwa eine Stunde später kommt dann die Frau von der Orthopädie und misst meinen Arm und meine Hand aus. »Das dauert jetzt etwa drei Tage«, sagt sie, dann komme ich wieder vorbei und wir können die Thrombosebandagen anprobieren.« Damit verabschiedet sie sich von mir und verlässt das Krankenzimmer.

Dann ist es soweit, der Rotschopf betritt unser Krankenzimmer, sie hängt mir erst wieder das Mittel gegen Übelkeit an, das circa 15 Minuten braucht, bis es durchgelaufen ist. Dieses Mal benutzt sie den Port. Sie sticht eine Nadel hinein und nun läuft das Mittel darüber in meinen Körper. »Bitte erinnern Sie mich daran, Frau Roggenkamp, dass wir jetzt jedes Mal nach der Chemo den Port spülen. Solange Sie diese Thrombose haben, müssen wir da jetzt ganz besonders vorsichtig sein.«

Wieso soll ich sie denn daran erinnern, frage ich mich in Gedanken. Sie ist doch die Krankenschwester, sie muss doch wissen, was zu tun und zu lassen ist!

Nachdem das Mittel gegen Übelkeit durchgelaufen ist, kommt sie wieder und hängt mir die Chemo an. Wieder fragt sie mich: »Frau Roggenkamp, Marina, 29.10.1960?«

»Ja!«, gebe ich ihr zur Antwort.

»Wie immer zwei Stück, Frau Roggenkamp?«, sagt der Rotschopf!

»Wird wohl so sein«, sage ich, »leider!«

»Wenn was ist, melden Sie sich bitte, Frau Roggenkamp«, sagt der Rotschopf noch und verlässt wieder das Krankenzimmer. Dieses Mal scheint sie besser gelaunt zu sein, zumindest kommt sie mir heute viel freundlicher vor als in der ersten Woche meiner stationären Chemo. Na ja, denke ich, wir haben alle mal einen schlechten Tag.

Dann geht die Zimmertüre auf und wer tritt hinein? Patientin Claudia! Oh nein, denke ich, der Babbelkopf! Wieder belegt sie das Bett neben mir – ich hatte mich wieder in das am Fenster gelegt, das war mir das liebste. Das war der einzige Vorteil: Da ich schon sonntags in die Klinik musste, konnte ich mir immer das Bett aussuchen, in dem ich liegen wollte. Die Frau mit dem Bauchspeicheldrüsenkrebs lag wieder in dem Bett neben der Tür. So blieb für den Babbelkopf wieder nur das Bett neben mir.

Sie legt ihre Sachen aufs Bett und fängt sofort an zu plappern und zu plappern. Was sie die letzten Wochen erlebt hat, erzählt sie, und wie es ihr geht, was sie mit ihr gemacht haben und dass sie dieses Mal zwei oder drei Tage stationär hierbleiben muss.

Ach du meine Güte, denke ich, na toll, drei Tage ununterbrochen dieses Geplapper, und immer nur über Krankheiten. Prost Mahlzeit, ich bin begeistert! Ich bin mir sicher, dass mir irgendwann in den nächsten Tagen der Kragen platzt und ich ihr dann sage, dass es noch etwas anderes auf Gottes Erden gibt als nur Krankheiten. Aber noch kann ich mich zusammenreißen.

Der Rotschopf kommt mit meiner zweiten Chemo. Und mit jeder Chemo wird es schlimmer. Nach der zweiten bin ich wieder körperlich so schlapp, dass ich überhaupt nicht aufstehen kann. Mein Mittagessen rühre ich auch nicht an, ich lasse es geradewegs zurückgehen. Ich fühle mich wirklich wie durch den Fleischwolf gedreht, mir ist so was von übel, und immer wieder und immer wieder kommen sie und spritzen mir noch etwas gegen Übelkeit.

Am Nachmittag, als die Schwestern von der Tagesklinik gegangen sind, kommt eine Stationsschwester von unten hierher, da diese ab 16:00 Uhr die Patienten von unserer Tagesklinik mit betreuen. Sie betritt unser Zimmer, kommt an mein Bett und fragt, ob mit mir alles in Ordnung sei. Wenn irgendetwas ist, sagt sie, sollten wir klingeln. Ich sage nichts, schließe nur die Augen und will einfach nur in Ruhe gelassen werden. Sie verlässt das Zimmer. Bis zur Abendbrotzeit hat sie noch zwei- oder dreimal bei uns ins Zimmer geschaut, um nach dem Rechten zu sehen.

Auch das Abendbrot lasse ich ohne Kommentar zurückgehen. Ich kann weder etwas essen, noch aufstehen. Wieder kommt die Schwester von der Station aus dem ersten Stock in unser Zimmer. Sie kommt an mein Bett, geht davor in die Hocke, schaut mich voller Mitleid an und sagt zu mir: »Frau Roggenkamp, Sie haben heute überhaupt noch nicht aufgesehen. Soll ich Ihnen noch ein Medikament gegen Übelkeit bringen?«

»Tun Sie mir bitte einen Gefallen«, sage ich zu ihr, »lassen Sie mich bitte so wie ich bin, zugedröhnt bis oben hin. Ihr habt mir jetzt wirklich genug verabreicht, es reicht jetzt definitiv.«

Seufzend steht sie auf und verlässt das Zimmer. Ich bin so grenzenlos traurig, es geht mir wirklich extrem schlecht und niemand ist da, der mich trösten kann. Mir ist wirklich zum Weinen. Ich werfe mich in meinem Bett hin und her und finde einfach keine Ruhe. Ich bin einfach nur am Ende. Mein Körper ist so schwach, dass mir selbst das Herumdrehen im Bett schwer fällt. Ich war heute die meiste Zeit des Tages nur am Schlafen. Ich bekomme kaum mehr mit, was um mich herum geschieht.

Am Abend, so gegen 20:00 Uhr – ich bin kurz mal wach –,

da betritt der Stationsarzt, das Bärchen, unser Krankenzimmer. Er geht von Bett zu Bett, wie er das immer macht. Als er vor meinem Bett steht und er sieht, dass ich wach bin, sagt er: »Frau Roggenkamp, ich kann Ihnen sagen, warum Sie die Chemo so extrem schlecht vertragen. Wissen Sie, Frau Roggenkamp, an Ihnen ist ja nun wirklich gar nichts dran. Sie haben nichts, womit die Chemo arbeiten kann. Hätten sie ein paar Kilos mehr, würden sie auch die Chemo besser vertragen, das erleben wir immer wieder, dass Patienten die mehr auf den Rippen haben, besser mit der Chemotherapie zurechtkommen. Ich kann Ihnen auch nicht versprechen, dass es besser wird, im Gegenteil: Es scheint bei Ihnen auf eine Bluttransfusion hinauszulaufen. Wir müssen abwarten, ob sich ihre Werte weiter verschlechtern. Sie müssen sich wirklich dazu zwingen, etwas zu essen und wenn es nur eine Brühe ist. Egal wie, es muss etwas Nahrhaftes in ihren Körper, sonst müssen wir Sie auch noch künstlich ernähren!«

»Das hat mir die Ärztin schon gesagt, ich meine, das mit der künstlichen Ernährung«, sage ich zu ihm.

»Gut!«, sagt er, »dann wollen wir hoffen, dass ihre Werte besser werden.« Er wünscht uns allen noch einen schönen Abend. »Und Sie, Frau Roggenkamp«, wendet er sich noch mal an mich, »schlafen sich aus. Morgen sieht die Welt dann schon wieder anders aus!« Er verlässt das Krankenzimmer.

Wie soll das noch alles enden, frage ich mich. Ich will das nicht mehr durchmachen, ich will einfach nur noch meine Ruhe. Lass mich sterben, lieber Gott, bitte ich, lass mich einfach sterben. Ich habe in meinem Leben doch schon genug gelitten, und jetzt auch noch das. Was denkst du eigentlich, wie viel

Kraft ich noch habe? Irgendwann ist man am Ende und kann einfach nicht mehr – und bei mir ist es jetzt so weit.

Obwohl ich seit meiner Diagnose nicht mehr an Gott glaube, spreche ich doch noch mit ihm, denn mit wem sollte ich sonst sprechen, ich bin hier doch ganz allein, meine sogenannten Freunde besuchen mich auch bei der zweiten stationären Chemo nicht. Ich denke, das Wort ›Freunde‹ kann ich in ihrem Fall definitiv vergessen.

Claudia will mich trösten und meint: »Der Arzt hat recht, Marina, morgen sieht die Welt schon wieder anders aus. Schlaf dich aus.«

Ich nicke nur in ihre Richtung und sage nichts darauf. Ich schlafe und schlafe und schlafe und schlafe ... und am nächsten Morgen geht es mir tatsächlich ein wenig besser. Zwar nicht allzu viel, aber immerhin. Jedoch essen möchte ich noch immer nichts.

Heute hat meine Prinzessin wieder für ihren Termin hier. Ich freue mich, als die Tür aufgeht und sie hereinspaziert. »Na, dann sehen wir uns ja doch noch mal!«, sage ich erfreut zu ihr. »Wie geht es dir?«, frage ich sie dann.

»Na ja ...«, sagt sie nur.

Na, das klingt aber nicht besonders hoch erfreut, und ich versuche sie, obwohl es mir selbst so was von beschissen geht, mit irgendwelchen blöden und möglichst witzigen Sprüchen aufzumuntern. Ich schaffe es immer wieder, meine Prinzessin zum Lachen zu bringen. Irgendetwas fällt mir immer ein, damit ich sie wenigstens lächeln sehen kann.

»Heute ist meine vorletzte Chemo«, sagt sie nun, »und dann ist endlich Schluss.«

»Du hast es gut, Prinzessin«, seufzte ich. »Besonders gut siehst du aber dieses Mal nicht aus.«

»Marina«, sagt sie jetzt zu mir, »das täuscht, es geht mir blendend!« Sie lacht. »Wo du immer noch deinen Humor hernimmst, Marina, das frage ich mich jedes Mal.«

»Ach, Prinzessin«, antworte ich ihr, »manchmal ist es auch nur Galgenhumor!«

Claudia mischt sich jetzt ein und erzählt der Prinzessin erst einmal alles über ihre Krankheit, ihre neuen Behandlungen und wie es überhaupt um ihren körperlichen Zustand bestellt ist. Die Prinzessin verdreht die Augen.

Heute bekommen wir alle drei gleichzeitig unsere Chemo. Mir graut es jetzt vor jeder neuen Chemo und wieder wirft mich die heutige total um. Auch meine Prinzessin hat dieses Mal zu kämpfen. Sie ist danach gar nicht gut drauf. Und wieder muss ich einspringen, meine ganze Kraft zusammennehmen, ihr Mut zusprechen, irgendwelche Witze reißen, damit meine Prinzessin wieder lächelt.

So vergeht der Tag, mit schlafen und schlafen, kurz wach sein, eine Kleinigkeit essen (Brühe), ein paar Worte mit Prinzessin und Claudia wechseln und wieder schlafen.

Am Abend kommt ein Kollege von dem Stationsarzt in unser Zimmer. Die Prinzessin kennt ihn schon. Er scheint ein sehr lustiger Arzt zu sein. Er ist mir sofort sympathisch. Als er an meinem Bett steht, sagt er: »Frau Roggenkamp, ich muss Ihnen mitteilen, dass ihre Werte im Keller sind. Wir müssen Ihnen deshalb zwei Transfusionen geben. Wir haben jetzt keine andere Wahl mehr. Allerdings kann ich Ihnen jetzt schon sagen, dass sie danach herum hüpfen werden, wie ein junges Reh«, fügt er noch hinzu.

»Ach«, sage ich, »von wegen Bluttransfusion: Dann habe ich keinen Krebs mehr, aber dafür dann Aids, oder was?«

Er schaut mich daraufhin etwas irritiert an. »Nein«, sagt er, »das ist vielleicht vor ein paar Jahren mal vorgekommen, aber heute garantiert nicht mehr!«

»Na, Ihr Wort in Gottes Ohr!«, sage ich.

»Wie gesagt, Sie werden sehen, danach wird es Ihnen viel besser gehen!« Er wünscht uns – wie all die anderen Ärzte auch – noch einen schönen Abend und verlässt dann das Krankenzimmer.

Dann telefoniere ich noch mit meinem besten Freund Manfred, erzähle ihm, dass ich eventuell zwei Bluttransfusionen bekommen werde und dass ich eine Thrombose im rechten Arm habe. Manfred lebt in Koblenz. Er sagt, dass ich ihn nach dieser Bluttransfusionen umgehend anrufen soll. »Ja, ist gut, mache ich!«, sage ich und lege auf. Nach dem Telefonat drehe mich herum und bin sofort wieder eingeschlafen. Selbst das Telefonieren strengt mich enorm an.

Am nächsten Morgen geht es mir wieder etwas besser – ich scheine mich nun immer morgens etwas regeneriert zu haben. Ich versuche, wenigstens eine Kleinigkeit zu frühstücken. Jedoch bekomme ich kaum etwas herunter, so sehr ich mich auch bemühe. Ich bin sogar aufgestanden und wankend an den Tisch gegangen, an dem Claudia und meine Prinzessin sitzen. Claudia fängt schon am frühen Morgen an, über ihre Krankheiten zu sprechen und jetzt platzt mir wirklich der Kragen. »Mensch Claudia!«, sage ich, »es reicht langsam. Wenn man dich reden hört, könnte man annehmen, es gibt nur Krankheiten und

Krankheiten und Krebs! Dass wir alle, wie wir hier sind, Krebs haben, das wissen wir, aber es gibt doch noch etwas anderes auf Gottes Erden als nur Krankheiten!«

Ohne ein Wort steht Claudia auf und verlässt beleidigt den Frühstückstisch. Sie legt sich in ihr Bett. Prinzessin hat mir hinter Claudias Rücken den Daumen hoch gehalten, wohl so sinngemäß für: ›Hast du super gemacht, Marina!‹ Denn auch sie konnte es nicht mehr hören – den lieben langen Tag nur Krankheit, Krankheit, Krankheit. Da muss einem ja irgendwann die Hutschnur hoch gehen. Es geht uns hier doch wirklich allen dreckig genug, da muss man uns nicht auch noch ständig vor Augen führen, dass wir Krebs haben.

Meine Haare habe ich in der Zwischenzeit auch komplett verloren. Als ich mich zum ersten Mal ohne Haare im Spiegel gesehen habe, habe ich mich total erschrocken. Ich wusste zwar, dass das kommt, das hatte die Ärztin ja angekündigt, aber dass es dann doch so extrem aussehen würde, da war ich dann doch erschrocken. Ich frage mich, wie lange es dauern wird, bis diese wieder nachgewachsen sind. Die Ärztin hatte noch gesagt, dass ich mir eine Perücke kaufen könnte und dass die Krankenkasse das bezahlen würde. Ich habe mir dann auch mal im Katalog angeschaut, was das für Perücken waren, die die Krankenkassen bezahlen. Bei diesen Modellen hätte ein Blinder mit dem Krückstock gesehen, dass ich eine Perücke trage. Deshalb habe ich mich dagegen entschieden. Da laufe ich lieber mit Glatze herum als mit so einem Putzlumpen auf dem Kopf. Natürlich hätte ich mir auch eine teure kaufen können, jedoch hätten die Krankenkassen nur 250 € dazu gezahlt. Also woher nehmen, wenn nicht stehlen? Mit Hartz IV kann man sich eben keine vernünftige Perücke leisten.

Heute Morgen kommt die Frau von der Orthopädie, um mir meine Thrombosebandagen anzupassen. Ich sitze gerade noch beim Frühstück, als sie kommt. Sie gibt mir die beiden Bandagen und fragt, ob ich sie mir selbst anziehen kann. »Ich denke schon«, sage ich und versuche es an der, und es geht ohne Probleme. Die Armbandage macht mir da schon mehr Schwierigkeiten. Sie ist doch ziemlich eng.

»Sie muss auch so eng sein«, sagt die Frau von der Orthopädie, als sie sieht, wie ich mich abmühe und ziehe und zerre.

»Ja, aber meinen Arm zerquetschen soll sie doch auch nicht, oder?«

»Nein«, sagt sie, »aber sie muss schon eng sitzen.«

Dann habe ich es endlich geschafft.

»Passt alles?«, fragt sie mich.

»Ja«, sage ich, »jetzt schon.«

»Na, dann wünsche ich Ihnen noch gute Besserung.« Sie gibt mir noch die Hand und verlässt unser Zimmer.

Jetzt muss ich auch noch diese Dinger tragen – und das für drei Monate. Das ist sehr ungewohnt. Toll, super! Ich bin nicht gerade begeistert.

Dann kommt Frau Wolf zu mir, um mir wie jeden Morgen Blut abzunehmen. »Heute brauche ich ein bisschen mehr Blut von Ihnen, Frau Roggenkamp!«, sagt sie!

»Warum?«, frage ich.

»Man wird Ihnen wahrscheinlich heute zwei Bluttransfusion verabreichen, deshalb brauche ich heute etwas mehr, damit die Herrschaften im Labor alles genau auswerten können, um Ihnen dann nur das beste Blut zu kredenzen. Natürlich nur dann«, sagt sie noch, »wenn Ihre Werte noch genauso schlecht sind wie in den letzten Tagen, Frau Roggenkamp.«

Danach verlässt sie mit den vier Röhrchen das Krankenzimmer. Na, hoffentlich bekomme ich die Bluttransfusionen nicht auch noch, denke ich mir, die Chemo reicht mir eigentlich.

Auch meine Lieblingsärztin kommt heute schon recht früh bei mir vorbei. »Ich wollte mir mal Ihren Arm anschauen und sehen, ob Sie schon die Bandagen haben.«

»Ja, die habe ich!«

Die Ärztin schaut sich meinen Arm an und ist wohl zufrieden damit. »So«, sagt sie, »nun muss ich mal wieder an meine Arbeit. Ich wollte eigentlich nur mal hören, wie es Ihnen geht und Ihnen noch mal bestätigen, dass wir das Cortison jetzt aus der Chemo weggelassen haben. Wenn irgendetwas ist, Frau Roggenkamp, einfach melden. Sie wissen ja, wo sie mich finden.«

Ich mag diese Ärztin sehr, sie macht auf mich einen sehr menschlichen Eindruck und das gefällt mir sehr.

Claudia und meine Prinzessin dürfen das Krankenhaus wieder verlassen. Und wieder überkommt mich eine tiefe Traurigkeit, dass sie alle nach einem Tag – oder auch nach zwei wie Claudia – nach Hause gehen dürfen und ich – wie immer – hierbleiben muss. Ich kämpfe mit den Tränen! Claudia scheint wohl nicht mehr böse zu sein, im Gegenteil: Sie versucht jetzt, ganz besonders lustig zu sein, was etwas künstlich wirkt. Aber besser so als andersherum, denke ich.

Kurz nach 14:00 Uhr kommt der Arzt von gestern Abend in unser Zimmer. Er steuert direkt auf mein Bett zu. »Es tut mir leid, Frau Roggenkamp, aber wir werden Ihnen zwei Bluttransfusionen geben müssen. Ihre Werte sind extrem schlecht, man könnte auch sagen total beschissen!«

Ich lächle, denn ich weiß, dass er gerade jetzt versucht, mich durch diese saloppe Redensart zu beruhigen.

»Also bekommen Sie heute zwei Chemos und danach noch zwei Bluttransfusionen, wie gestern Abend bereits besprochen. Sie werden sehen, danach hüpfen sie herum wie ein junges Reh.«

Und noch einmal sage ich zu ihm: »Ihr Wort in Gottes Ohr!«, auch er lächelt mich jetzt an und verlässt das Krankenzimmer. »Bis später dann!«, sagt er noch.

»Bis später!«, sage auch ich.

Claudia und die Prinzessin haben ihre Sachen schon gepackt, verabschieden sich von mir und schließen die Tür hinter sich. Prinzessin kommt noch mal zurück, steckt den Kopf in die Tür. »Wir sehen uns noch Marina, gell?!«

»Natürlich«, sage ich zu ihr.

Dann schließt sie die Tür endgültig hinter sich. Ich bin mal gespannt, wer heute zu mir ins Zimmer kommt. Hoffentlich ist es eine Person, die ich bereits kenne. Und ich habe Glück: Es ist Daniela, die ich genauso gerne mag wie meine Prinzessin.

»Wie geht es dir?«, fragt sie mich sofort, als sie reinkommt.

»Na ja, es geht so, Daniela. Ich bekomme heute zu den zwei Chemos auch noch zwei Bluttransfusionen, weil meine Werte so extrem schlecht sind. Und wie geht es dir?«

»So weit ganz gut, Marina, ich muss da eben durch.«

»Ja«, sage ich, »genau wie ich – wie wir alle.«

Wieder geht die Zimmertür auf, die Schwester kommt mit meiner ersten Chemo beziehungsweise erst einmal wieder mit diesem Übelkeitsmedikament zu mir. Als die nach 15 Minuten durchgelaufen ist, hängt sie mir die übliche Chemo an. Nach der zweiten Chemo geht es mir wie immer unglaublich dreckig. Und so langsam will ich einfach nicht mehr, denke ich, es ist genug und wird unerträglich.

Dann kommt der Kollege von dem Stationsarzt höchstpersönlich mit zwei Bluttransfusionen zu mir. »So, Frau Roggenkamp, jetzt noch zwei Bluttransfusionen, und dann springen sie wieder herum, wie ein junges Reh!«

Ich sage nichts mehr dazu, mir ist so elend. Am liebsten würde ich sterben, einfach nur die Augen zumachen und niemals wieder aufwachen. Das wäre im Augenblick wirklich mein größter Wunsch. Es geht mir körperlich so schlecht und niemand kann mir helfen. Wie soll ein einziger Körper auch so viel Gift verkraften können?

Nach den beiden Chemos und den Bluttransfusionen bin ich so geschwächt, dass ich erst am nächsten Nachmittag wieder zu mir komme.

»Hallo!«, sagt Daniela zu mir, als sie sieht, dass ich die Augen öffne. Daniela musste dieses Mal eine Nacht länger bleiben, weil für sie noch weitere Untersuchungen anstanden. »Weilst du wieder unter den Lebenden?«, fragt sie mich nun.

Ich schaue zu ihr hinüber, bin noch gar nicht richtig bei mir. »Wieso?«, frage ich nur kraftlos.

»Weil du seit gestern Mittag geschlafen hast – bis jetzt. Und stell dir vor: Die von der Station unten waren die ganze Nacht immer wieder hier, nur um nach dir zu sehen. Das hat doch schon etwas zu heißen, Marina, wenn die freiwillig hier hochkommen?«

Das bedeutet allerdings etwas, denn immer wenn die Schwestern von der Station unten hier oben waren, versuchten sie, uns dazu zu bewegen dass wir runter auf die Station kommen, wenn etwas ist – egal wie es einem geht. Man muss die Schwestern von unten meistens erst davon überzeugen, dass sie hochkommen.

»Ich denke aber«, sagt Daniela, »dass das von unserem Lieblingsarzt angeordnet wurde, denn von allein würden die da unten doch nie auf die Idee kommen, nach uns zu sehen!«

Unser Lieblingsarzt ist der Kollege von dem Stationsarzt, den ich immer ›Bärchen‹ nenne. Er ist deshalb unser Lieblingsarzt, weil man mit ihm auch mal einen Spaß machen kann.

»Na, lass den mal kommen«, sage ich zu Daniela, »er hat doch gesagt, dass ich nach den Transfusionen wieder herum hüpfe wie ein junges Reh. Davon war und ist ja wohl überhaupt nichts zu merken.«

»Das stimmt«, sagt Daniela. »Du hast wirklich geschlafen, als wärst du im Koma. Nichts und aber auch rein gar nichts hast du von gestern Mittag bis jetzt mitbekommen.«

Es dauert nicht lange und unser Lieblingsarzt betritt tatsächlich das Krankenzimmer, tritt an mein Bett und fragt: »Und, Frau Roggenkamp, wie sieht es aus? Wie geht es Ihnen?«

»Na ja«, sage ich, »das war ja wohl stark übertrieben mit dem Herumhüpfen wie ein junges Reh!«

Und was antwortet unser Lieblingsarzt mir: »Ich hatte ja auch gemeint, wie ein angeschossenes Reh, Frau Roggenkamp, das hüpft ja auch noch im Wald herum.«

»Na klasse, Sie haben wirklich einen sonnigen Humor«, sage ich, lächle ihn dabei aber wenigstens an.

»Na, da bin ich ja beruhigt, dass Sie endlich wieder zu sich gekommen sind. Und nun habe ich noch viel zu tun, bis später!«, sagt er, dreht sich auf dem Absatz um und verlässt das Zimmer.

Daniela grinst. »er ist wirklich ein sehr Netter, gell Marina?«

»Ja!«, sage ich, »er ist der einzige, und wirklich der einzige hier, mit dem man wenigstens etwas Spaß haben kann, soweit man gesundheitlich dazu in der Lage ist.«

Auch das Sprechen fällt mir immer schwerer, aber zumindest kann ich es noch, im Gegensatz zu der anderen Patientin mit dem Mundkrebs.

Den Tag über geht unsere Krankenzimmertüre des Öfteren auf und zu. Es kommen Schwestern, Ärzte, Patienten und auch Besucher. Als unsere Tür abermals geöffnet wird, traue ich meinen Augen nicht. Wer kommt denn da hereinspaziert? Es ist Manfred, mein allerbester Freund. Das kann doch wohl nicht wahr sein, denke ich. Ich bin den Tränen nah – vor lauter Freude. Er, der so weit weg wohnt, bestimmt 600 Kilometer von hier, kommt hierher nach Erlangen in die Klinik, nur um mich zu besuchen.

»Was machst du denn hier?«, begrüße ich ihn freudig überrascht, soweit das nach dieser Tortur von gestern möglich ist. Ich sehe an seinem Blick, wie erschrocken er über mein Aussehen ist.

Wir umarmen uns herzlich.

»Ich hatte mir solche Sorgen gemacht, Marina!«, sagt Manfred. »Wir hatten doch ausgemacht, dass du mich nach den Bluttransfusion anrufst. Das hast du aber nicht und an dein Telefon bist du auch nicht gegangen. Also habe ich Mechthild ins

Auto gepackt und habe zu ihr gesagt: ›Wir fahren zur Marina.‹«

»Wie soll ich mich denn bei dir melden, Manfred, wenn ich nach den zwei Chemos und den zwei Bluttransfusionen schlafe, als läge ich im Koma?«

»Ja eben«, sagt er, »das ist nicht deine Art. Wenn wir etwas vereinbaren, hältst du dich auch daran. Also musste irgendetwas passiert sein.«

Ich denke, dass Manfred Angst hatte, mich nicht mehr lebend wiederzusehen. Er will es mir nur nicht so direkt sagen.

Er fährt mit seiner Hand über meine Glatze. »Gut sieht das aus, Marina.«

»Ja, ja!«, sage ich, »ganz toll!« Ist natürlich ironisch gemeint. »Wo ist denn Mechthild«, frage ich ihn?

»Sie wartet draußen, ich habe ihr gesagt, dass ich erst einmal mit dir allein sprechen und schauen will, was mit dir ist.«

»Du kannst sie ruhig reinholen!«, sage ich nun zu ihm.

»Ja klar, mache ich gleich. Mechthild und ich haben beschlossen«, sagt er, »dass wir ein oder zwei Tage hier bleiben. Wir gehen auf den Weihnachtsmarkt, schauen uns noch irgendwelche Sehenswürdigkeiten an und fahren dann wieder nach Hause.«

Ich freue mich wirklich sehr über seinen Besuch. Ich erzähle ihm, dass meine sogenannten Freunde, die direkt hier wohnen, mich noch kein einziges Mal besucht haben.

»Das ist aber gar nicht schön!«, sagt er. »Finde ich wirklich nicht nett.«

»Ach, lass mal!«, sage ich nun. »Ich habe mich schon damit abgefunden, dass es eben keine wirklichen Freunde sind.«

»So«, sagt er, »ich gehe jetzt erst einmal mit Mechthild auf den Weihnachtsmarkt. Wir kommen nachher noch mal vorbei. Bis dahin kannst du dich noch ein bisschen ausruhen.« Er drückt mich wieder ganz fest und verlässt das Zimmer.

Manfred ist wirklich ein wahrer und echter Freund, denke ich. So eine weite Reise, und das bei diesem Wetter, auf sich zu nehmen, das macht wahre Freundschaft aus.

Am Abend kommt er dann zusammen mit Mechthild noch mal zu mir. Die beiden waren auf dem Weihnachtsmarkt und haben mir doch tatsächlich zwei Mützen mitgebracht – eine zum Wechseln, wie sie sagen. Als Farben haben sie schwarz und lila gewählt. So kann ich meine Glatze verdecken. Eine ganze Zeit lang unterhalten wir uns über alles Mögliche und dann verabschieden sich die beiden. Ich bedanke mich noch mal ganz herzlich bei Manfred für seinen Besuch und wünsche den beiden eine gute Heimreise.

Als sie das Zimmer verlassen haben, kommen mir die Tränen und wieder einmal wird mir bewusst, wie einsam ich eigentlich bin. Ich drehe mich in meinem Bett herum, damit Daniela und auch die andere Patientin meine Tränen nicht sehen. Was wäre, wenn ich jetzt wirklich sterben würde, überlege ich, dann müsste ich ganz allein sterben. Ja! So sah es wirklich aus. Ich würde dann hier ganz allein, einsam und verlassen den Löffel abgeben. Das ist schon eine schlimme Vorstellung, wenn man sich das so überlegt. Ich versuche, meine Tränen so schnell wie möglich wieder unter Kontrolle zu bringen, und auch dieses Mal gelingt es mir. Ändert aber nichts an der Tatsache, dass ich hier auf mich allein gestellt bin. Ich wünsche mir im Moment nichts so sehr, als dass es schon nächste Woche ist. Dann wollten mich nämlich meine Mama, meine Schwester und mein Schwager besuchen. Ich wünsche mir so sehr meine Familie hier und sehne mich im Moment ganz extrem nach ihr.

Daniela ist auch nicht gerade gut drauf. Sie sitzt auf ihrem Bett und weint. Mit aller Kraft setze ich mich auf, wanke mehr als ich gehe zu ihrem Bett und nehme sie tröstend in die Arme. Sie weint ganz bitterlich. »Ach, Marina!«, sagt sie, »es ist alles so furchtbar und man kann doch nicht immer nur stark sein.«

»Weine ruhig, Dani«, tröste ich sie. »Du wirst sehen, es wird alles wieder gut für dich und deine Familie. Schau mal, du hast einen so liebevollen Mann, der sich so rührend um dich kümmert und an Weihnachten bist du zu Hause zusammen mit deiner Familie. Denke doch daran, versuche es wenigstens und freue dich auf diese Tage mit deiner Familie!«

»Du hast ja recht, Marina, ich habe wirklich einen ganz tollen Mann und ganz tolle Kinder im Gegensatz zu dir. Aber dennoch: Man kann eben nicht immer nur stark sein!«

»Das stimmt!«, sage ich, »da hast du recht, Dani, also weine ruhig.

Nachdem Dani sich etwas beruhigt hat, schleppe ich mich wieder in mein Bett und falle hinein wie ein Sack Kartoffeln. Dani hat recht, man kann nicht immer nur stark sein und es ist wirklich eine verdammt schwere Zeit, die man da durchmacht. Und das ist ganz sicher kein Spaziergang, wie die beiden Frauen in diesen Büchern es beschreiben. Nein! Ein Spaziergang ist es ganz sicher nicht.

Ich schlafe ein und wache erst am nächsten Morgen wieder auf. Noch immer fühle ich mich sehr elend, jedoch ein kleines bisschen besser. Nur Essen kann ich noch immer nichts; meine Speiseröhre macht da einfach nicht mehr mit.

Um 9:00 Uhr muss ich, wie jeden Morgen, zur Bestrahlung. Wie immer dauert es eine ganze Weile, bis man dran kommt. Ich sitze auf dem Stuhl und warte und warte, und je länger ich warten muss, desto schlechter geht es mir. Irgendwann läuft ein Arzt vorbei, den ich auch flüchtig kenne, der schon mal die Vertretung für meine Lieblingsärztin übernommen hatte. Er sieht mir wohl an, dass ich gleich vom Stuhl falle. Er bleibt vor mir stehen: »Geht es Ihnen nicht gut?« Er stockt kurz. »Sind Sie das, Frau Roggenkamp? An ihnen ist ja jetzt noch weniger dran! Sie essen doch bestimmt nicht genug!«

»Selbst wenn ich etwas essen wollte«, antworte ich ihm, »kann ich es im Moment nicht. Meine Speiseröhre macht da nicht mehr mit!«

»Das werden wir jetzt ändern!«, sagt er. »Wir werden Sie von nun an künstlich ernähren, das geht so nicht weiter. Ich werde jetzt alles Notwendige dafür veranlassen – während Ihres stationären Aufenthalts sowie auch bei Ihnen zu Hause, Frau Roggenkamp. Ich werde dafür sorgen, dass ab nächster Woche ein ambulanter Pflegedienst jeden Tag zu Ihnen nach Hause kommt, um Ihnen die künstliche Nahrung sowie eine Kochsalzlösung über den Port anzuhängen. Mit Sicherheit trinken sie auch zu wenig. Wenn Sie mit der Bestrahlung fertig sind und es einigermaßen geht, kommen Sie bitte noch mal zu mir ins Zimmer, ich erkläre ihnen dann alles Weitere. Mein Arztzimmer ist neben dem Ihrer zuständigen Ärztin. Diese ist jedoch ab heute in Urlaub und ich vertrete sie.«

»Ist gut!«, sage ich, »ich komme dann vorbei!«

Ich weiß nicht, wie ich das alles überstehen soll und wieder kullern die Tränen über meine Wangen. Warum muss ich im Leben immer alles allein durchstehen? Warum ist nie jemand in meinen schwersten Zeiten an meiner Seite?

Nach meiner Bestrahlung gehe ich in das Ärztezimmer, klopfe an und trete ein. Der Arzt hebt den Kopf. »Ach ja«, sagt er, »kommen Sie rein, Frau Roggenkamp, und nehmen Sie Platz. Wie ich Ihnen bereits gesagt habe, kommt der ambulante Pflegedienst ab Montag jeden Tag zu Ihnen und versorgt sie mit künstlicher Nahrung und einer Kochsalzlösung. Auch hier auf der Station werden Sie ab heute künstlich ernährt, ich habe in der Tagesklinik bereits Bescheid gesagt. Aber Sie können sich nicht nur auf die künstliche Nahrung stützen, Frau Roggenkamp, Sie müssen zusätzlich auch selbst versuchen, etwas zu essen, egal was und wenn es immer nur eine Brühe ist oder auch irgendetwas anderes. Sie müssen das unbedingt versuchen, Frau Roggenkamp! Und nun sehen Sie zu, dass sie wieder in ihr Bett und zu Kräften kommen.« Er gibt mir noch die Hand und wünscht mir alles Gute.

Ich verlasse sein Arztzimmer und gehe wieder nach oben in mein Zimmer. Wie immer ist der Flur voller Patienten. Es gibt wirklich wahnsinnig viele Menschen, die Krebs haben. Das ist mir vorher nie so bewusst gewesen. Es ist wirklich eine furchtbare Krankheit, die um sich greift wie die Pest, zumindest kommt es mir jetzt so vor.

Als ich mein Zimmer betrete, ist Daniela bereits weg. Schade, denke ich, ich hätte ihr gerne noch einmal Trost gespendet und mich von ihr verabschiedet. Sie ist so eine so liebe. Na ja, denke ich, ich habe hier ja noch öfter Termine, vielleicht sehe ich sie ja dann noch mal.

Der Rotschopf von Krankenschwester betritt mit meiner üblichen Tagesdosis Chemo das Krankenzimmer. »Nach der Chemo werden Sie ab heute ja noch künstlich ernährt. Wir müssen nur aufpassen, dass der Port dadurch nicht verstopft. Das passiert manchmal, also müssen wir den Port öfter mal durchspülen.«

Ich sage nichts dazu. Was soll ich auch groß dazu sagen?

So geht die zweite Chemo-Woche zu Ende. Mir geht es körperlich total mies, trotz künstlicher Ernährung. Die Chemo ist eben ein hochgradiges Gift, das den Körper angreift und mit Sicherheit auch einiges zerstört. Wie umfangreich die Schäden in meinem Körper waren, sollte ich in den nächsten Monaten noch erfahren.

Bevor ich die Klinik verlassen darf, legt mir eine Ärztin noch eine Nadel in den Port, damit das Pflegepersonal mir dann zu Hause leichter die Flüssignahrung und das Kochsalz verabreichen konnte. Den Port anstechen darf nämlich nur ein Arzt oder eine Ärztin. Diese Nadel muss dann jede Woche von einer Ärztin in der Klinik gewechselt werden.

Mein Fahrer soll mich am Sonntagmittag gegen 14:00 Uhr abholen. Die Werte sind durch die Bluttransfusion wohl einigermaßen in Ordnung, somit muss ich erst einmal nur jeden Tag zur Bestrahlung in die Klinik. Ich frage mich, ob ich es dieses Mal schaffe, die nächsten drei Wochen bis zur nächsten Chemo-Therapie zu Hause zu sein.

Mein Fahrer holt mich in meinem Zimmer ab. »Hallo, Frau Roggenkamp«, sagt er, als er mein Zimmer betritt. »Wie geht es Ihnen?«

»Blendend!«, antworte ich ihm.

»Wenn ich ehrlich sein soll, Frau Roggenkamp, sehen Sie aber gar nicht so aus, als ginge es ihnen gut.« Er nimmt meine Tasche. »Na, dann los!«, sagt er. »Haben Sie Ihren Transportschein, Frau Roggenkamp?«, fragt er mich noch. Das ist das Wichtigste, habe ich das Gefühl.

»Nein!«, sage ich, »den habe ich vergessen!« Also müssen wir nochmals in den zweiten Stock. Gesagt getan, allerdings kann ich mich kaum auf den Beinen halten und wieder geht das Theater an der Anmeldung mit dem Transportschein los. Mein Fahrer muss denen zum hundertsten Mal erklären, warum er diesen Transportschein braucht und wie sie diesen auszufüllen haben. Die stellen sich aber auch immer an, als würden sie den Schein zum allerersten Mal ausfüllen. Jedes Mal das gleiche Theater, und das auf Kosten der Patienten, denn ich falle hier gleich um wie ein gefällter Baum und muss mich umgehend setzen. Mein Kreislauf macht mir arge Schwierigkeiten. Mein Fahrer wird nun etwas ungemütlich der Dame am Empfang gegenüber, und prompt funktioniert es auf einmal.

Auf dem Weg zu seinem Auto schimpft er. »Es ist doch immer der gleiche Transportschein, aber die kapieren das wohl nie.«

Ich sage nichts dazu, lasse mich einfach auf den Sitz in seinem Wagen fallen, schaue aus dem Fenster und bin froh, als wir endlich bei mir zu Hause angekommen sind. Meine täglichen Termine für die Bestrahlung in der kommenden Woche sind wie immer am Morgen, also mache ich mit meinem Fahrer gleich einen Termin für 9:00 Uhr aus. Er wünscht mir noch einen schönen Sonntag und braust davon.

Ich nehme meine Tasche, schleppe mich und diese nach oben, sammle meine Post, die vor meiner Tür liegt, ein, schließe meine Wohnungstür auf, stolpere regelrecht hinein, lasse alles fallen und gehe geradewegs ins Schlafzimmer. Ich schaffe es gerade noch, mich zu entkleiden und mich in mein Bett zu legen und bin umgehend eingeschlafen. Die Fahrt, die ja nur eine Stunde dauert, hat mich körperlich so angestrengt, als wäre ich 48 Stunden auf den Beinen gewesen.

Als ich aufwache ist es 7:30 Uhr morgens. Langsam quäle ich mich aus dem Bett. Im Moment ist alles eine einzige Qual; jeder Gang, jede Bewegung strengt mich an und macht mich müde. Ich hebe meine Post auf, die noch immer im Flur liegt. Wieder sind es nur Behördenbriefe – Arbeitsamt, Hartz IV und Krankenkasse. Wieder muss ich mich um den ganzen Behördenkram kümmern.

Ich muss mir eine Kleinigkeit zu essen machen, überlege ich. Ich schaue in meinen Kühlschrank und grabe da irgendetwas Essbares aus. Als ich noch gesund war, hatte ich nie genaue Essenszeiten. Ich habe immer gekocht und gegessen, wenn ich Hunger hatte oder wenn mir danach war, so wie jetzt auch. Eigentlich müsste doch eine Hackfleischsauce noch runter zu schlucken sein, überlege ich mir. Ich habe noch welche eingefroren. Also stelle ich einen Topf mit Wasser auf, packe den Behälter in das kochende Wasser und lasse es 20 Minuten auftauen. Auch Nudeln sind leicht zu schlucken, denke ich, und bereite mir ein paar Spaghetti zu.

Während das Ganze auf dem Herd köchelt, habe ich zu tun nicht einzuschlafen. Es kostet mich enorm viel Kraft, mich wach zu halten. Marina, denke ich immer wieder, bloß nicht einschlafen, bloß nicht jetzt hier am Herd einschlafen. Über dir wohnen deine Vermieter mit zwei Kindern, du darfst jetzt nicht einschlafen! Ich sage es laut. Ich habe wirklich Angst, das Haus in Brand zu setzen und meine Vermieter mit ihre zwei Kinder zu gefährden. Also stelle ich den Herd wieder aus. Lieber esse ich nichts, als dass ich Menschen auf dem Gewissen habe, nur weil ich mich nicht wach halten kann. Ich werde wohl doch mal die Krankenkasse anrufen und fragen, ob sie mir eine Haushaltshilfe zur Verfügung stellen können.

Ich lege mich wieder in mein Bett und bin ruck, zuck wieder eingeschlafen.

Als ich aufwache ist es bereits 8:30 Uhr und ich muss mich beeilen, weil mein Fahrer ja um 9:00 Uhr kommt. Mühevoll quäle ich meinen Körper aus dem Bett, alles geht sehr langsam, jede noch so kleine Bewegung strengt mich extrem an.

Als mein Fahrer da ist und ich bei ihm im Wagen sitze, fragt er mich, ob wir heute wieder einkaufen gehen wollen. »Nein!«, sage ich, »ich bin heute einfach noch zu schwach.«

»Gut!«, sagt er, »wenn Sie so weit sind, sagen Sie mir bitte rechtzeitig Bescheid!«

»Ja, das mache ich!«

Wie immer verbringe ich die meiste Zeit des Tages in der Klinik. Erst die Bestrahlung, dann doch wieder zwei Stunden meine Infusionen. Gegen 14:00 Uhr holt mich mein Fahrer wieder ab – und das geht nun jeden Tag bis zum nächsten stationären Aufenthalt so. Die Werte wollen einfach nicht besser werden. Kurz nach der Bluttransfusion hatten sie sich wohl etwas stabilisiert, das hat aber nicht lange gehalten.

Der Fahrer ist im Moment recht ruhig, wenn wir in die Klinik fahren, weil auch ich kaum etwas zu sagen habe. Was soll ich auch sagen? Ich bin generell nach den Behandlungen sehr erschöpft und einfach nur froh, wenn ich wieder zu Hause angekommen bin.

Heute rufe ich bei meiner Krankenkasse an und erkläre dem Herrn, der da am Telefon ist, meine Situation. Dass ich Krebspatient bin, eine Chemotherapie bekomme, dass ich die Chemo aber nur sehr schlecht vertrage und sogar beim Kochen einzuschlafen drohe. »Ich kann nichts dagegen tun«, sage ich zu ihm. »Deshalb wollte ich Sie fragen, ob ich eine Haushaltshilfe bekommen kann, die wenigstens für mich kocht, alles andere ist mir egal. Aber ich habe wirklich große Angst, am Herd einzuschlafen.«

»Nein«, sagt er, »das ist ganz unmöglich, das ist gesetzmäßig nicht so vorgesehen.«

»Aber was ist, wenn ich während des Kochens einschlafe, was ist dann?«, frage ich ihn. »Ich wohne hier schließlich nicht allein, über mir zum Beispiel wohnen meine Vermieter mit ihren zwei Kindern. Ich bin doch eine Gefahr für sie. Wissen Sie, jeder Körper reagiert anders«, erkläre ich in meiner Verzweiflung. »Man kann doch nicht davon ausgehen, dass jeder Patient die Chemotherapie verträgt. 80 Prozent der Patienten vertragen sie vielleicht, aber die restlichen Prozent 20 sind den Krankenkassen wohl egal? Wissen Sie, es geht mir hier nicht um mich, es geht mir darum, dass ich andere Menschen gefährde, wenn ich am Herd einschlafe. Ich muss ja bereits künstlich ernährt werden, aber das reicht eben nicht. Ich soll mir stets noch etwas Zusätzliches kochen, hat mein Arzt gesagt.«

»Es tut mir leid, Frau Roggenkamp, ich weiß, dass nicht jeder Körper gleich reagiert, aber so sind nun mal unsere Gesetze hier in Deutschland. Wenn Sie während des Kochens einschlafen und Ihnen oder den Bewohnern des Hauses etwas passiert, bezahlt die Krankenkasse den Notarzt«, sagt er noch zu mir.

»Das ist jetzt nicht Ihr Ernst!«, empöre ich mich. »Und wer bezahlt das abgefackelte Haus meiner Vermieter, und was ist mit den Menschen, die noch mit mir hier wohnen?«

»Es tut mir leid, Frau Roggenkamp, ich kann Ihnen da nichts anderes sagen.«

Während ich mich mit diesem Herrn auseinandersetze, fällt mir ein, dass es ja noch einen Notfallknopf von der Krankenkasse gibt und spreche ihn auch sofort darauf an. Ob ich wenigstens den haben könnte.

»Nein«, sagt er wieder, »auch das ist für ihre Situation nicht vorgesehen!«

»Können Sie mir dann wenigstens sagen«, frage ich nun zornig, »warum ich 30 Jahre in die Krankenkasse eingezahlt habe, wenn diese sowieso nichts bezahlt, wenn man denn mal wirklich richtig krank wird? Ich will diese Haushaltshilfe oder wenigstens diesen Notfallknopf doch nicht für immer«, versuche ich ihm noch mal in Ruhe zu erklären, »sondern eben nur solange, wie ich die Chemotherapie bekomme!«

»Noch mal, Frau Roggenkamp, ich kann Ihnen da nicht weiterhelfen oder Ihnen dazu etwas anderes sagen!«

»Also«, sage ich nun zu ihm, »ich will das jetzt mal zusammenfassen, was sie mir da gerade gesagt haben. Ich bekomme keine Haushaltshilfe und auch keinen Notfallknopf, aber wenn ich während des Kochens durch meine Chemotherapie, die meinen Körper erheblich angreift und schwächt, am Herd einschlafe, das Haus abfackle, Menschen dabei umkommen, die hier noch mit mir im Haus wohnen, ist das nicht schlimm, denn die Krankenkasse bezahlt ja den Notarzt! Das wollten Sie mir jetzt damit sagen?« Ich bin nun total aufgebracht!

»Es tut mir wirklich leid, Frau Roggenkamp«, sagt er, »wir haben hier unsere Vorschriften und gegen diese dürfen wir nicht verstoßen.«

»Na, dann wünsche Ihnen noch einen schönen Abend!« Ich lege auf.

Ich bin total sauer, gleichzeitig unheimlich traurig. In Deutschland kann man wirklich verrecken, denke ich, und das interessiert dann wirklich keinen Menschen, nur weil die auf ihren Vorschriften herumreiten.

Das Gespräch mit der Krankenkasse hat mich doch ziemlich erschöpft und angestrengt und jetzt klingelt es auch noch an meiner Wohnungstür. Ich gehe hin und öffne sie. Eine Dame vom Pflegedienst steht davor. Sie hat eine Stange im Schlepptau, an die die künstliche Nahrung und die Kochsalzauflösung aufgehängt werden sollen. die mir dann über meinen Port zugeführt werden.

»Ich bin vom Pflegedienst!«, stellt sie sich vor. »Die Uniklinik schickt uns, wir sollen Sie ab heute versorgen.«

Ich lasse sie eintreten und auch sie fängt als allererstes an, irgendwelche Formulare auszufüllen. Diese blöden Formulare, das kotzt mich wirklich an, aber so richtig und das sage ich ihr auch sofort.

»Ich kann nichts dafür, Frau Roggenkamp«, sagt sie, »so sind eben die Gesetze hier in Deutschland!«

»Ja«, sage ich, »ich hätte im Prinzip auch nichts dagegen,

wenn ich denn gesund wäre. Dann kann man sich um so einen Mist kümmern, aber nicht wenn es einem total schlecht geht und man wirklich krank ist.«

Sie schaut mich an und sagt zu mir: »Da gibt es im Krankenhaus eine Caritas-Stelle, die für solche Dinge zuständig ist und die Ihnen mit Sicherheit gerne dabei behilflich ist, sämtliche Formulare für alle Behörden auszufüllen.«

»Das kann schon sein«, sage ich. »Davon weiß ich zwar nichts, aber ich denke mal, dass die garantiert auch Geld dafür haben wollen. So was kostet dann gleich wieder was weiß ich wie viel. Und das kann ich mir nicht leisten.«

»Nein, das machen die ehrenamtlich. Bei Ihrem nächsten stationären Aufenthalt in der Klinik können Sie sich da ja mal schlau machen oder Ihre Ärztin fragen. Die weiß mit Sicherheit, an wen Sie sich da wenden müssen. Nun wollen wir aber mal schauen, dass wir Ihnen die künstliche Nahrung anhängen! Wo wollen Sie sich währenddessen hinlegen? Ins Bett oder auf die Couch?«, fragt sie, aber bevor ich antworten kann, fährt sie schon fort: »Ich zeige Ihnen dann auch noch, wie Sie im Anschluss die Kochsalzlösung selbst anhängen können. Wenn Sie das nämlich allein hinbekommen, müssen wir nur einmal am Tag kommen. Was denken Sie, wann Sie aus der Klinik wieder hier sind?«

»Meistens«, sage ich, »sind wir spätestens 16:00 Uhr hier.«

»Ist gut«, sagt sie«, dann kommen wir um 16:00 Uhr, hängen Ihnen die künstliche Nahrung an, und den Rest mit der Kochsalzlösung können Sie dann selbst machen. Ist Ihnen das so recht? Glauben Sie, dass Sie das hinbekommen, Frau Roggenkamp?«, fragt sie.

»Wenn Sie es mir zeigen, sicher.«

Das fehlte mir noch, dass ich das Pflegepersonal zweimal am Tag hier habe, denke ich. Da habe ich ja dann wirklich überhaupt gar keine Ruhe mehr; erst den ganzen Tag in der Klinik und dann hier bis zum Abend das Pflegepersonal zu Hause. Nein danke! »Es reicht, wenn Sie einmal kommen, ich bekomme das schon irgendwie selbst hin.«

»Gut«, sagt sie, »dann zeige ich Ihnen jetzt, wie das geht.« Sie stöpselt hin und her und ab und auf, und ruck, zuck hängt die künstliche Nahrung an der Nadel von meinem Port. Bevor sie alles anstöpselt, desinfiziert sie jedes Teil und passt extrem auf, dass ja keine Bakterien irgendwo hineinkommen können. Finde ich sehr gut, das wirft ein gutes Licht auf das Pflegepersonal, das nun erst einmal die nächste Zeit für mich zuständig ist. Trotzdem bin ich froh, wenn sie endlich wieder geht. Ich bin nicht der Typ, der es so mit Menschen hat – nur ganz wenige erreichen mich. Das hängt vielleicht mit meiner Kindheit zusammen. Im Kinderheim habe ich einfach nur schlechte Erfahrungen mit dem Personal gemacht. Seitdem kann ich schlecht Beziehungen zu anderen aufbauen.

Nachdem sie mich dann noch alles Mögliche für ihre Formulare gefragt und alles notiert hat, was sie wissen musste, steht sie auf und verabschiedet sich.

»Wir sehen uns morgen, Frau Roggenkamp, gute Besserung!«, sagt sie noch und verlässt meine Wohnung.

Endlich bin ich allein, endlich kann ich tun und lassen, was ich will, auch wenn es so gut wie gar nichts ist. Ich lasse mich jetzt einfach auf meine Couch fallen, stelle den Fernseher an und lasse mich berieseln. Ich habe mich inzwischen auch wegen der Krankenkasse wieder beruhigt, jedoch habe ich mir überlegt, dass ich meinen Vermietern mitteilen sollte, wie die Sache aussieht und dass sie zukünftig doch ein bisschen mit aufpassen sollen, wenn ich hier zu Hause bin. Etwas anderes bleibt mir doch gar nicht übrig, überlege ich mir.

Ich fühle mich ziemlich matt und elend, ich glaube, ich habe Fieber. Ich gehe ins Schlafzimmer, lege mich in mein Bett und messe die Temperatur. Tatsächlich: 38,6. Ich fühle mich wie durchs Wasser gezogen, drehe mich in meinem Bett herum und bin eingeschlafen.

Durch das Klingeln an meiner Tür werde ich wach, wieder schleppe ich mich hin. Zum Glück trage ich einen Schlafanzug und kann so wie ich bin zur Tür gehen. Als ich sie aufmache steht mein Vermieter davor.

»Komm rein«, sage ich, »ich muss mich aber wieder ins Bett legen, mir geht es überhaupt nicht gut!«

Mein Vermieter folgt mir ins Schlafzimmer und setzt sich zu mir auf die Bettkante. »Ich wollte nur mal hören, wie es dir geht?«

»Wie du siehst, nicht besonders. Ich habe Fieber, außerdem werde ich jetzt künstlich ernährt.«

Mit einem erstaunten Blick auf das Gestell fragt er: »Wie, künstlich ernährt?«

»Ich kann kaum noch etwas essen, weil die Bestrahlung meine Speiseröhre beschädigt hat. Deshalb haben sie mich jetzt auf Flüssignahrung gesetzt.«

»Du siehst auch richtig abgemagert aus«, sagt mein Vermieter zu mir.

»Vielen Dank für das Kompliment!«, gebe ich zurück.

»Du Arme! Was du alles mitmachen musst!«

»Das kannst du laut sagen!«

Dann erzähle ich ihm, dass ich während des Kochens beinahe eingeschlafen wäre und dass ich mich wirklich nur mit aller Macht habe wach halten können. Auch von dem Gespräch mit der Krankenkasse erzähle ich ihm. Er schüttelt den Kopf und schaut mich ganz entsetzt an. »Oh!«, ruft er aus, »das ist aber gar nicht witzig, Marina, da werden wir dir mal lieber in den nächsten Tagen einen Rauchmelder an der Decke anbringen!«

»Na, ob das was bringt?«, zweifle ich.

»Aber klar bringt das was!«, antwortet er mir. »Und nun, Marina, will ich dich nicht länger stören. Ich gehe jetzt wieder nach oben.« Er steht auf und will meine Wohnung verlassen

»Liebe Grüße an deine Madame«, rufe ich ihm noch nach.

»Ja, danke«, ruft er zurück, »richte ich ihr aus!« Dann schließt er die Wohnungstüre hinter sich.

Ich bleibe im Bett, durch das Fieber geht es mir noch schlechter als vorher. Nach einer Weile messe ich noch einmal, es ist auf 38,9 gestiegen.

Ich will einfach nur noch schlafen, drehe mich um, schlafe und schlafe und schlafe, bis zum nächsten Morgen. Es ist 6:00 Uhr, als ich wach werde. Jetzt fällt mir auf, dass ich tatsächlich keine Albträume mehr hatte, also musste es doch an dem Cortison gelegen haben.

Ich versuche aufzustehen, aber es geht nicht, ich bin einfach zu schwach und falle sofort wieder auf mein Bett. Ich kann heute nicht zur Bestrahlung, denke ich. Ich muss nachher meinen Fahrer anrufen, und auch die Klinik muss ich informieren. Wieder messe ich Fieber und habe am frühen Morgen 38,9.

Ich schlafe wieder ein und wache erneut gegen 8:00 Uhr auf. Jetzt zwinge ich mich aufzustehen, um mein Handy zu holen, das im Wohnzimmer liegt. Ich muss mich anstrengen, dass ich es bis dorthin schaffe. Ich rufe meinen Fahrer an und sage ihm für die heutige Tour in die Klinik ab. Dann rufe ich in der Tagesklinik an. Die Nummer hatte mir Frau Wolf aufgeschrieben, für den Fall, dass mal irgendetwas Dringendes sein sollte. Sie ist auch gleich selbst am Apparat. Ich erkläre ihr, dass ich Fieber habe und dass es mir wirklich sehr schlecht geht, sodass ich die nächsten Tage nicht zur Bestrahlung und zu den Infusionen kommen kann. Sie sagte mir nur, dass ich unbedingt in die Klinik kommen müsse, wenn das Fieber weiter steigt. »Unbedingt!«, betonte sie nochmals. »Das kann gefährlich werden, Frau Roggenkamp! Ihr Immunsystem ist durch die Chemo sehr geschwächt.«

Ich verabschiede mich von ihr und lege auf. Nein, denke ich gehe ganz sicher nicht in die Klinik, nicht schon wieder! Ich kann diese Klinik nicht mehr sehen.

Meine Vermieterin schaut später mal kurz zu mir rein. Ich öffne ihr nur kurz die Tür und lege mich sofort wieder ins Bett. Sie folgt mir. »Du siehst ja erbärmlich aus, Marina!«

»Danke«, sage ich zu ihr. »Ich habe Fieber, deshalb.«

»Willst du nicht einen Arzt rufen?«, fragt sie mich.

»Nein«, sage ich, »der schickt mich dann sowieso wieder nur in die Klinik.«

»Vielleicht wäre das auch das Beste!«, sagt sie.

»Nee, bloß nicht. Ich will nicht mehr dorthin, zumindest nicht vor der nächsten Chemotherapie, und die ist zum Glück erst in drei Wochen.«

»Na, dann lasse ich dich mal wieder allein«, sagt sie und wünscht mir gute Besserung.

Weg ist sie, und war für die restliche Woche auch nicht mehr gesehen.

Am späten Nachmittag kommt der ambulante Dienst, auch die Pflegerin sagt, dass ich erbärmlich aussehe. Mein Fieber ist sogar noch gestiegen, aber ich will definitiv nicht in die Klinik. So quäle ich mich die Woche über durch die Tage, schlafe fast den ganzen Tag, esse so gut wie gar nichts, ich bekomme ja die künstliche Nahrung und der Pflegedienst ist mein einziger Besuch. Obwohl meine Vermieter wissen, dass ich unter ihnen mit hohem Fieber im Bett liege, schauen sie in dieser Woche kein zweites Mal nach mir. Ist ja egal die kann ja da unten ruhig mit ihrem Fieber sterben. Natürlich sind sie nicht für mich verantwortlich, aber wir sind ja angeblich dicke Freunde und wenn ich mit jemandem befreundet bin, dann schaue ich doch mal nach dieser Person, wenn ich weiß, dass diese mit hohem Fieber im Bett liegt und ich vor allem gerade einmal eine Treppe hinunter gehen muss.

Das Pflegepersonal erscheint jeden Tag am Nachmittag und jeden Tag sagen Sie mir, dass ich entweder zum Arzt oder am besten sofort in die Klinik gehen soll. Und jedes Mal wollen sie, dass ich irgendein Formular unterschreibe, dass sie bei mir waren und was sie gemacht haben. Das nervt mich momentan noch mehr als sonst schon.

Am Freitagnachmittag dann, als die Frau von Pflegepersonal erscheint, bin ich endgültig am Ende. Mein Fieber ist jetzt auf 39,8 gestiegen. Ich liege im Bett. Nur ab und an bin ich aufgestanden, um auf die Toilette zu gehen. Mehr war mit meinem

Fieber einfach nicht möglich. Als die Pflegerin nun mit ihrem blöden Formular an mein Bett kommt und eine Unterschrift von mir will, brülle ich sie an – so gut es eben noch geht. Sie soll mich endlich mit ihrem Formular-Mist in Ruhe lassen. Ob mich denn nicht mal alle einfach nur in Ruhe lassen können. Sie packt das Formular wieder weg und kommt zurück an mein Bett. »Frau Roggenkamp!«, sagt sie jetzt, »wollen Sie nicht lieber in ein Palliativhospital gehen?«

»Was soll ich denn da?«, frage ich sie.

»Da werden Sie rundherum betreut!«, sagt sie. »Sie bekommen nur das, was Sie auch wollen. Wenn Sie zum Beispiel keine Medikamente wollen, bekommen Sie auch keine. Sie entscheiden – alles.«

Ich antworte ihr nichts darauf, und auch sie sagt nichts mehr und verlässt wenig später meine Wohnung.

Etwa eine Stunde später klingelt es wieder an meiner Wohnungstüre. Mühevoll schleppe ich mich hin und öffne. Es ist mein Hausarzt. Den hatte ich vor Monaten dazu erkoren, da meine ehemalige Hausärztin weggezogen war. Die Frau von dem Pflegepersonal hat ihn informiert, sodass er nun nach dem Rechten sehen wollte, erklärt er. Ich lasse ihn herein und lege mich sofort wieder hin. Er kommt an mein Bett, misst meine Temperatur und stellt fest, dass sie immer noch bei 39,9 liegt. Er reagiert sofort. »Ich rufe jetzt Ihren Fahrer an, er soll sie umgehend in die Klinik bringen. Ich kann die Verantwortung dafür nicht übernehmen, Sie hier so allein zu lassen.«

»Ich will aber nicht in die Klinik!«, stöhne ich.

»Es tut mir leid, Frau Roggenkamp«, sagt er, »ich kann auf Ihre Wünsche jetzt keine Rücksicht mehr nehmen. Sie werden jetzt umgehend in die Klinik gefahren.«

Er ruft meinen Fahrer an und bestellt ihn her.

»Sagen Sie mir, wo ich einige Sachen von Ihnen finde. Ich packe jetzt ihre Tasche.« Ich sage ihm, wo alles liegt.

Zehn Minuten später ist mein Fahrer da, mein Hausarzt hilft mir in meinen Morgenmantel, legt mir noch seinen persönlichen Mantel um, schließt hinter uns meine Wohnungstür und begleitet mich zum Wagen. Er hilft mir ins Auto, nimmt mir vorher seinen Mantel ab und bittet meinen Fahrer, mich umgehend in die Klinik zu fahren. »Ich rufe dort gleich an!«, sagt er noch, »sodass Sie dort nicht warten müssen.«

Und schon fahren wir los.

»Was machen Sie denn für Sachen, Frau Roggenkamp?«, sagt der Fahrer. »Warum haben Sie nicht früher angerufen, ich hätte sie doch viel früher in die Klinik fahren können.«

»Ich will aber nicht mehr in die Klinik!«, sage ich. »Ich kann die Klinik nicht mehr sehen!«

»Es muss aber doch sein, Frau Roggenkamp!«

»Sie haben gut reden!«

In der Klinik angekommen werden wir sofort in Empfang genommen. Die Station weiß bereits Bescheid, mein Hausarzt hatte sie informiert. Ich werde aufgenommen und sofort untersucht. Der Arzt legt die Hand an meine Stirn: »Mein Gott!«, sagt er. »Sie haben hohes Fieber!« Er begleitet mich sofort auf ein Zimmer und packt mich dort ins Bett. Der Fahrer stellt meine Tasche neben mein Bett, wünscht mir gute Besserung und fährt wieder.

»Wir nehmen Ihnen erst einmal Blut ab, Frau Roggenkamp, vielleicht können wir dann schon feststellen, was Sie haben.«

Ich bekomme eigentlich so gut wie gar nichts mehr mit. Es tut noch nicht einmal weh, als der Arzt nicht sofort eine Vene findet – und das soll bei mir schon etwas heißen. Auch misst er noch mal Fieber – noch immer 39,9.

»Ich werde jetzt im Labor anrufen und denen sagen, dass sie sich beeilen sollen«, spricht er mehr zu sich selbst als zu mir und verlässt das Krankenzimmer. Irgendwann steht er dann wieder vor meinem Bett, verabreicht mir über einen Tropf eine hohe Dosis Antibiotika. »Sie werden sehen«, sagt er noch zu mir, »morgen früh ist zumindest das Fieber ein bisschen runter.«

Durch das Antibiotika schlafe ich durch bis zum nächsten Mittag. Als ich wach werde, steht der Arzt, der mich seit gestern Abend betreut hat, an meinem Bett: »Sie haben eine bakterielle Infektion, Frau Roggenkamp. Irgendjemand muss da nicht aufgepasst haben. Ich gehe davon aus, dass es durch das Pflegepersonal passiert ist.«

»Nein«, sage ich, »das glaube ich nicht. Die haben wirklich jeden Stöpsel und jeden kleinen Schlauch penibel desinfiziert – immer. Ich glaube«, sage ich zu ihm, »dass das hier in der Klinik passiert ist. Das Fieber begann kurz nachdem ich aus der Klinik nach Hause kam.«

»Na ja«, sagt der Arzt, »wie auch immer, auf jeden Fall haben Sie eine bakterielle Infektion, die über den Port gekommen ist. Sie müssen nun erst einmal ein paar Tage hierbleiben!«

Na toll, denke ich, da bin ich über Weihnachten in der Klinik. Ich bin begeistert.

Wenn ich so darüber nachdenke, kann mir vorstellen, wer die Infektion verursacht hat. Als ich nämlich hier meine letzte künstliche Nahrung bekommen habe, kam ein Pfleger mit langen offenen Haaren in mein Zimmer und hat sich vor der Verabreichung der flüssigen Nahrung die Hände nicht desinfiziert. Von daher glaube ich eher, dass das von diesem Pfleger ausgegangen ist. Kann natürlich sein, dass sich der Pfleger vorher schon die Hände desinfiziert hat, aber das glaube ich nicht. Aber eigentlich, wie der Arzt schon sagte, ist es auch egal, es war jetzt nun einmal so.

Mir ist zum Weinen. Schon wieder hier in der Klinik. Ob ich es jemals schaffe, die drei Wochen bis zur nächsten Chemotherapie zu Hause zu sein? Den Besuch meiner Familie nächste Woche kann ich dann auch vergessen. Und ich hatte mich schon so sehr darauf gefreut. Aber der Arzt hat gesagt, dass ich in den nächsten zehn Tagen keinen Besuch empfangen darf. Ich werde also länger als ein paar Tage hierbehalten.

In den nächsten Tagen sinkt zumindest mein Fieber. Jedoch die bakterielle Infektion ist laut Laborbefund noch immer in meinem Körper. Ich muss tatsächlich über Weihnachten in der Klinik bleiben. Ich liege mit einer älteren Frau im Zimmer, die jedoch überhaupt nichts mehr mitbekommt. Die Schwestern versorgen sie, aber sie liegt einfach nur bewegungslos in ihrem Bett. Mein Gott, denke ich, so will ich definitiv niemals enden, niemals! Sollte der Krebs wirklich jemals wieder kommen, lasse ich diese Tortur mit Sicherheit kein zweites Mal über mich ergehen, das schwöre ich mir. Da fahre ich lieber in die Schweiz und beanspruche die Sterbehilfe. Ich habe schon immer gesagt, dass ich keine Angst vor dem Sterben habe, sofern es schnell geht und keine Quälerei wird. So jedenfalls wie bei dieser Frau, die hier nur noch in ihrem Bett herumliegt, ohne irgendetwas mitzubekommen, stelle ich mir mein Ende nicht vor.

Als eine der Schwestern jetzt unser Zimmer betritt, fällt mir ein, dass ich ja mal nach der Caritas fragen wollte, ob sie mir da mal jemand schicken könnte, der sich während meiner Krankheit um den Behördenkram kümmern kann. Ich hatte meinen Hausarzt gebeten, meine Post mit in meine Krankentasche zu packen, da ich ja wusste, wie die Behörden sind und die sofort eine Sperre verhängen, wenn man sich nicht meldet. Wobei ich mich wirklich frage, wie man sich melden soll, wenn man todsterbenskrank ist. Aber das interessiert die Behörden nicht, das ist denen schlichtweg egal, wahrscheinlich freuen sie sich sogar, wenn sie eine Sperre verhängen konnten. Aber dass man gerade wenn man krank ist sein Geld oder sonstige Hilfe und Unterstützung benötigt, daran denken die Behörden nicht, dafür sind sie zu unbeweglich. Also hatte ich meinen Hausarzt gebeten, die Unterlagen mit in meine Tasche zu packen. Das war mir zum Glück noch eingefallen, bevor wir meine Wohnung verlassen hatten. Aber um das tatsächlich zu vergessen, hatte ich schon viel zu viel Schlechtes mit Behörden erlebt, seit ich todsterbenskrank bin. Ich bitte also die Krankenschwester, jemanden von der Caritas zu mir zu schicken.

»Ja!«, sagt sie, »das mache ich, ich rufe unten bei der Caritas an und sage denen Bescheid, ist gar kein Problem, Frau Roggenkamp.«

»Vielen Dank!«, sage ich.

Noch am selben Tag erscheint eine Frau von der Caritas in meinem Zimmer. Ich erklärte ihr, dass ich mich im Moment außerstande sehe, um mich um irgendwelche Formulare zu kümmern, weil es mir körperlich sehr schlecht geht. Auch erzähle ich ihr, dass ich die Krankenkasse um eine Haushaltshilfe gebeten hatte, da ich durch meine Krankheit fast am Herd eingeschlafen wäre. Und auch, dass dies abgelehnt wurde.

»Warten Sie, Frau Roggenkamp«, sagt die Frau von der Caritas, »ich rufe da sofort mal an.«

Ich höre, wie sie mit der Krankenkasse telefoniert und alles probiert, damit ich doch noch eine Haushaltshilfe während meiner Chemotherapie-Zeit bekomme. Jedoch auch bei ihr bleibt der Sachbearbeiter der Krankenkasse stur, auch einen Notfallknopf bekomme ich nicht. Ich höre wie sie sagt: »Das soll doch wohl ein Witz sein. Sie würden die Notarztkosten übernehmen, wenn nötig, aber die normalen, alltäglichen Dinge, die solch einen Einsatz verhindern könnten, bezahlen Sie nicht.« Aber auch ihre Beschwerde nutzt nichts, sie erreicht genauso wenig wie ich. »Am besten« sagt sie schließlich zu mir, »übergeben Sie Ihre Angelegenheiten einem Vormund, der dann für Sie alle diese Dinge erledigt wie Telefonate mit Behörden, Überweisungen, sämtliche Korrespondenz und auch alle anfallenden Formulare für sie ausfüllt.«

Jetzt schaue ich sie doch etwas verdutzt an und frage: »Wie meinen Sie das mit dem Vormund?«

»Sie hätten dann einen Vormund, der sich eben um alle Ihre Angelegenheiten kümmert.«

Trotz meiner Krankheit werde ich jetzt zornig, zügle mich aber im Ton. »Also, ich glaube nicht, dass ich schon so krank im Kopf oder schon tot bin, dass ich einen Vormund benötige. Das kommt für mich überhaupt nicht infrage. Ihr Besuch bei mir hat sich damit erledigt«, sage ich zu ihr.

»Sie können es sich ja noch überlegen«, sagt sie. »Ein Vormund ist nichts Schlimmes. Schlafen Sie noch mal eine Nacht darüber, Frau Roggenkamp, und sagen mir dann Bescheid.«

»Nein!«, sage ich zu ihr, »da muss ich nicht überlegen und keine Nacht drüber schlafen. Ich bin definitiv nicht blöd oder schon tot!«

Ohne ein Wort verlässt sie daraufhin mein Zimmer. Ich weiß wirklich nicht, was in so manchen Leuten vorgeht. Ich brauche wohl kaum jetzt schon einen Vormund. Ich kann noch immer selbst entscheiden und selbstständig denken, dafür brauche ich nun wirklich niemanden.

Mein Handy klingelt, es ist Manfred. Ich erzähle ihm von dem Besuch der Dame von der Caritas »Die sind doch nicht mehr ganz dicht, Manfred, oder?«, frage ich ihn.

»Gut, dass du das mit dem Vormund nicht gemacht hast«, sagt er jetzt zu mir, »damit ist nämlich eine ganze Menge mehr verbunden, als das, was sie dir aufgezählt hat. Ich bin der Vormund meiner Mama und ich habe Zugriff auf alles und kann über alles verfügen. Wirklich gut, dass du das nicht gemacht hast, Marina, wirklich gut«, sagte Manfred noch einmal, »dass du da aufgepasst hast und auf dein Gefühl gehört hast.«

»Ich habe nicht nur aufgepasst, Manfred«, sagt ich, »ich fand das eine absolute Frechheit. Als wäre ich schon tot oder unmündig. Die sind doch wirklich vom wilden Affen gebissen!«

»Nun rege dich mal nicht auf, Marina. Wo bist du überhaupt?«, fragt er nun.

»Wo soll ich schon sein? In der Klinik, wie immer. Ich habe eine bakterielle Infektion mit extrem hohem Fieber. Das Fieber ist jetzt weg, aber die Infektion steckt noch immer in meinem

Körper, also muss ich bis nach Weihnachten hierbleiben.«

»Das tut mir aber sehr leid für dich«, sagt Manfred, »bitte melde dich, sobald du wieder zu Hause bist.«

»Mache ich«, sage ich und lege auf.

Ich rufe jetzt erst einmal meine Schwester an, die eigentlich in dieser Woche kommen wollte, um ihr zu sagen, dass wir den Besuch verschieben müssen. Leider! Ich hätte wirklich so gerne meine Familie bei mir gehabt, wenn auch nur einen Teil davon. Meine Schwester ist am Telefon ganz erschrocken über das, was passiert ist. »Gott sei Dank«, sagt sie, »bist du doch noch in die Klinik gefahren. Sei nicht traurig!«, sagt sie noch, »Wir verschieben das Ganze und kommen bei deiner dritten stationären Chemotherapie zu dir in der Klinik, was hältst du davon?«

»Gut, dann müssen wir das wohl so machen. Es bleibt uns ja nichts anderes übrig. Sage den anderen bitte ganz liebe Grüße«, sage ich noch zu ihr und lege auf.

Ich fühle mich so allein, von Gott und der Welt verlassen, total einsam, von niemandem geliebt und umsorgt. Die Tränen rollen mir die Wangen hinunter, doch es nutzt nichts. Niemand sorgt sich hier um mich. Das ist verdammt traurig, aber wahr.

Am 23. Dezember geht dann meine Zimmertüre auf und meine Daniela kommt herein.

»Was machst du einen Tag vor Heiligabend denn hier?«, frage ich sie. .

»Ich habe wieder Metastasen, die umgehend behandelt werden müssen. Das duldet keinen Aufschub.«

»Das tut mir aber sehr leid für dich, Daniela!«, sage ich zu ihr.

»Aber das Gleiche könnte ich dich fragen«, lenkt sie nun von sich ab. »Was machst du denn schon wieder hier?«

Ich erzähle ihr, was passiert war.

»Du schreist aber auch bei allem Mist ›Hier!‹, Marina, oder?«

»Ja, anscheinend!«, gebe ich ihr zurück.

Am Abend kommt dann unser Lieblingsarzt ins Zimmer. Er steht an der Tür, hat eine Liste in der Hand und schaut total verdutzt darauf.

»Was machen Sie denn für ein Gesicht?«, fragt Daniela ihn.

»Ich frage mich gerade«, sagt er, »was ihr hier alle wollt. Ihr solltet doch jetzt überhaupt nicht hier sein, sondern zu Hause. Deshalb bin ich etwas erstaunt.« Dann betritt er unser Zimmer, geht zu der Frau, die überhaupt nichts mehr mitbekommt und stellt sich vor ihr Bett. Auf dem Weg dorthin stolpert er über einen Stuhl. Daniela und ich müssen über seine Paddeligkeit nun doch lachen. Er schaut uns an. »Seht ihr, nun ist endlich mal was los bei euch!«

Er ist wirklich ein sehr netter Arzt. Er macht wenigstens auch mal einen Spaß, so ernst wie das Ganze hier ist. Er schaut kurz auf die im Bett liegende Frau, aber die registriert ihn gar nicht. Nun wünscht er Daniela und mir noch eine gute Nacht, ein frohes Weihnachtsfest und verlässt dann unser Zimmer.

Daniela und ich schauen uns an. »Er ist wirklich ein sehr Netter!«, sagt sie zu mir, ich nicke nur.

Daniela darf an Heiligabend zu ihrer Familie nach Hause. Allerdings mit der Auflage, dass sie am 26. Dezember wieder in der Klinik erscheint. Die nächsten zwei Tage schlafe ich wieder viel, lese und schaue fern. Mein Fieber hat sich gänzlich verzogen, nur die bakterielle Infektion ist noch immer in meinem Körper. Zu meiner Überraschung steht Daniela am 26. Dezember mit ihrem Mann in meinem Krankenzimmer. Sie haben einen kleinen Präsentkorb voller Naschsachen dabei, den sie mir nun überreicht. »Bitte schön«, sagt sie dabei zu mir, »der ist für dich, ein kleines Weihnachtsgeschenk!«

»Womit habe ich denn das verdient?«, frage ich Daniela.

»Du bist immer so tapfer, Marina«, sagt sie, »tröstest uns, versuchst uns alle immer aufzumuntern mit deinen lustigen Sprüchen, obwohl es dir selbst schlecht geht. Und deshalb habe ich mir überlegt, mich jetzt mit dieser kleinen Geste für all das bei dir mal zu bedanken!«

Ich bin wirklich ganz gerührt, mir stehen die Tränen in den Augen. »Na, dann leg dich mal wieder in dein Bett«, sage ich zu Daniela, um meine Rührung zu überspielen.

Sie lacht. »Ja, das mache ich.« Ruck, zuck hat sie ihre Sachen ausgepackt und liegt wieder in ihrem Bett.

Einen Tag später darf Daniela wieder nach Hause, ich freue mich sehr für sie, auch wenn ich wieder ganz allein zurückbleiben muss.

Heute ist der 29. Dezember und noch immer liege ich hier in der Klinik. Der Arzt, der mich mit meiner bakteriellen Infektion in der Klinik aufgenommen hat, will heute zur Visite zu mir kommen. Ungeduldig warte ich auf ihn, denn ich will wissen, ob ich heute nach Hause darf, damit ich wenigstens Silvester nicht hier verbringen muss. Ich will nach Hause, ich muss einfach jetzt nach Hause, ich halte es hier nicht mehr aus.

Endlich steht der Arzt vor meinem Bett. Ich höre, wie er zu mir sagt: »Frau Roggenkamp, wir müssen Sie leider noch hierbehalten. Die Werte sind noch immer sehr beunruhigend. Sie werden also auch Silvester hier verbringen müssen.«

»Das meinen Sie doch jetzt nicht im Ernst!«, sage ich zu ihm.

»Doch, mit diesen Werten kann ich es nicht verantworten, Sie nach Hause gehen zu lassen. Sie brauchen jeden Tag ihre zwei Infusionen.«

Ich fange an mit ihm herum zu diskutieren, sage ihm, dass ich die Klinik nicht mehr sehen kann, dass mir von dem Geruch hier übel wird, dass ich langsam auch seelisch am Ende bin und dass ich wenigstens Silvester unbedingt nach Hause möchte. Wir diskutieren und diskutieren und kommen einfach auf keinen gemeinsamen Nenner. Zwischendurch verlässt er mein Zimmer, aber ich lasse nicht locker und verfolge ihn bis in sein Ärztezimmer.

»Frau Roggenkamp!«, sagt er, als ich da hineinspaziere, »ich komme später noch mal zu Ihnen, nur jetzt bitte nicht!«

Also gehe ich wieder total deprimiert in mein Zimmer und warte darauf, dass der Arzt noch mal zu mir kommt. Ich weiß nicht, was ich tun soll, aber ich muss nach Hause, denke ich, und wieder laufen mir die Tränen über die Wangen. Die Einsamkeit und Verzweiflung in mir nahmen kein Ende. Sie würden mich begleiten, vielleicht für den Rest meines Lebens. Meine Seele war am Erfrieren. Ich kann nicht mehr, ich kann nicht mehr!, würde ich am liebsten lauthals hinausschreien. Doch kein Ton kommt über meine Lippen. Ich habe auch keine Tränen mehr, nur noch innere Einsamkeit, Schwermut, Verzweiflung und Trauer.

Ich dachte damals sehr oft an Selbstmord.

Erst gegen Mittag betritt der Arzt wieder mein Zimmer. »Es tut mir leid, Frau Roggenkamp, ich habe mir das alles noch mal reiflich überlegt und mir Ihre Werte nochmals angeschaut. Sie müssen hierbleiben!«

»Wie stellen Sie sich das vor?«, frage ich ihn jetzt. »Dann habe ich dieses Mal ja nur zwei Tage bis zur dritten stationären Chemotherapie, um mich seelisch und moralisch darauf einzustellen.«

»Es geht nicht anders, Frau Roggenkamp«, sagt er noch mal. »Sie müssen hierbleiben!«

»Also gut! Dann seien Sie doch bitte so nett, und öffnen mir das Fenster. Ich springe da jetzt nämlich raus.«

Ganz entsetzt schaut mich der Arzt nun an und endlich knickt er ein. »Also gut, Frau Roggenkamp«, sagt er. »Ich telefoniere jetzt mit Ihrem Hausarzt, und wenn der sich bereit erklärt, Ihnen jeden Tag zwei Infusionen zu geben, dann dürfen sie heute nach Hause. Aber nur dann, Frau Roggenkamp, wirklich! Sind wir uns da jetzt einig?«

»Ja«, sage ich unter Tränen. »Okay, so machen wir es. Soll ich meinen Hausarzt anrufen?«, frage ich ihn.

»Nein, nein«, sagt er, »Das mache ich schon selbst, aber keine Sorge, ich mache das jetzt umgehend und gebe Ihnen dann Bescheid.« Er verlässt mein Zimmer.

Ich bin wirklich sehr erleichtert und hoffe, dass mein Hausarzt das auch macht, wovon ich ausgehe, denn er ist noch ein richtiger Hausarzt, so wie man ihn von früher kennt. Er macht nicht nur seinen Job, sondern er ist Arzt mit Leib und Seele und immer für seine Patienten da.

Ungeduldig warte ich darauf, dass der Arzt wiederkommt,

und endlich geht die Tür auf.

»Sie haben gewonnen!«, Frau Roggenkamp, »Ihr Hausarzt hat zwar keinen Notdienst an Silvester, aber er sagt, weil er nicht wegfährt, können Sie gerne zweimal am Tag zu ihm in die Praxis kommen und sich ihre Infusionen abholen. Ich sage den Schwestern Bescheid, damit sie jetzt alles zusammenpacken, was Sie für die Infusionen bei ihrem Hausarzt benötigen. Diesen besuchen Sie bitte morgens und abends und lassen sich von ihm die Infusionen geben. Versprechen Sie mir das?«, fügt er noch hinzu.

»Ja, ja, klar. »Natürlich mache ich das, alles was Sie wollen – wenn ich nur hier kann.«

Mir fällt ein Stein vom Herzen, denn ich bin mir nicht sicher, ob ich nicht doch tatsächlich aus dem Fenster gesprungen wäre, wenn ich auch noch über Silvester hätte hier in der Klinik bleiben müssen. »Vielen, vielen Dank«, sage ich jetzt zu dem Arzt.

»Keine Ursache«, sagt er. »Packen Sie jetzt ihre Sachen, ich denke, kein Arzt will, dass sein Patient aus dem Fenster springt«, lächelt er mich an und verlässt das Zimmer.

Ich packe im Eiltempo, vor lauter Angst, der Arzt könne es sich doch noch anders überlegen. Ich rufe meinen Fahrer an und frage ihn, ob er mich abholen kann. »Natürlich«, sagt er, »das ist doch überhaupt kein Problem. Wann soll ich denn da sein, Frau Roggenkamp?«

»Am besten, so schnell wie möglich!«, sage ich zu ihm. Ich hatte wirklich Angst, dass der Arzt es sich doch noch anders überlegen könnte.

»Gut«, sagt mein Fahrer, »ich fahre dann in 15 Minuten los. Denken Sie bitte an den Transportschein, Frau Roggenkamp«, fügt er noch hinzu.

Das ist das Einzige, was meinen Fahrer interessiert, geht es mir durch den Kopf, der denkt wirklich immer nur an den Transportschein. Ich gebe ihm noch meine Zimmernummer durch, beende das Gespräch und freue mich auf meine vier Wände. Auch wenn ich da allein bin. Es ist mein Zuhause, meine Burg, mein Nest, mein Rückzugsort – und das ist etwas ganz anderes als hier in der Klinik.

Die Krankenschwester kommt mit einem Karton in mein Zimmer. »So, Frau Roggenkamp!«, sagt sie, »da haben Sie ja erreicht, was sie wollten. Hier in diesem Karton sind alle ihre Utensilien, die Sie bitte ihrem Hausarzt übergeben. Das sind auch Ihre Infusionen für eine Woche drin, denn laut Ihrer Krankenakte sind Sie ja bereits in einer Woche zu ihrer dritten stationären Chemotherapie wieder hier.«

»Ja, ja«, sage ich nur, »da will ich jetzt gar nicht dran denken, ich will jetzt einfach nur nach Hause. Ach ja, fällt mir gerade ein, ich brauche natürlich auch noch, wie immer, einen Transportschein für meinen Fahrer.«

»Ist gut«, sagt sie, »den bringe ich Ihnen auch gleich.«

»Das wäre nett«, sage ich zu ihr, »denn mein Fahrer wird sicher bald hier sein.«

»Ich kümmere mich gleich darum«, lächelt sie und verlässt mein Zimmer.

Ja, die Krankenschwester hatte recht, es war tatsächlich nur noch eine Woche bis zur nächsten Chemotherapie. Aber jetzt erst mal weg mit den trüben Gedanken, schimpfe ich mit mir selbst, jetzt geht es erst einmal nach Hause.

Als mein Fahrer mich abholt, fragt er mich, ob wir unterwegs noch etwas einkaufen sollen.

»Stimmt!«, rufe ich aus, »da habe ich gar nicht dran gedacht. Bin ich froh, dass ich Sie habe! Das Einkaufen müssten aber dann Sie wieder erledigen. Geht das? Ich kann doch nicht so lange stehen oder durch den Laden laufen, außerdem soll ich mich im Moment von Menschenmengen fernhalten.«

»Ja klar, Frau Roggenkamp. Sie wissen doch, das ist kein Problem für mich, das mache ich doch gerne für Sie!«

Auch wenn mein Fahrer nur an seine Finanzen denkt, bin ich doch froh, dass ich ihn habe. Ich wohne zwar in wunderschöner Natur, aber dafür auch am Hintern der Welt und man braucht dort unbedingt ein Auto. Da kann ich von Glück sagen, dass mein Fahrer im Nachbarort wohnt. Und da gibt sämtliche Einkaufsmöglichkeiten. Ohne ihn müsste ich von meiner Wohnung aus circa einen Kilometer weit zur Bushaltestelle laufen, und der Bus fährt nur zweimal am Tag. Allein das Tragen der Lebensmittel, oder was ich sonst noch kaufen würde, wäre momentan viel zu anstrengend für mich, das ginge überhaupt nicht. Da ist man auf einem Dorf, wenn man krank ist, also ich meine, so richtig krank, wirklich aufgeschmissen, wenn man keine Familie oder wirklich gute Freunde hat. Von daher bin ich echt froh, dass mein Fahrer mir helfen kann. Was immer auch ist, ich kann ihn zu jeder Zeit anrufen und fragen, ob er mich wohin auch immer fährt oder ob er mit mir einkaufen geht, er ist immer da. Er lässt sich zwar wirklich jeden Schritt bezahlen, wirklich jeden, aber wenn es ihn nicht gäbe, würde ich schon ganz schön dumm dastehen.

Dieses Mal hilft er mir sogar mal wieder, meine Einkäufe und meine Kliniktasche hinauf vor meine Wohnungstür zu tragen. »Bis morgen früh!«, sagt er dann. »Ich hole Sie dann um 9:45 Uhr ab und fahre sie zu Ihrem Hausarzt!«

Der Klinikarzt hatte, als er mit meinem Hausarzt telefoniert hat, auch gleich mit ihm einen Termin für den nächsten Morgen ausgemacht, wann ich zu meiner ersten Infusion bei ihm sein sollte!

»Ist gut!«, sage ich zu meinem Fahrer.

»Bis morgen!«, sagt er und weg ist er.

Ich bin froh, dass ich meine Sachen nicht allein nach oben tragen musste, ich bin durch diese bakterielle Infektion noch extrem geschwächt. In meiner Wohnung angekommen werfe ich mich erst einmal einfach nur auf meine Couch, stelle den Fernseher an und schaue quer durch alle Fernsehprogramme – vom Krimi bis zu irgendwelchen Klatsch- und Tratschsendungen. Es ist so schön, zu Hause zu sein, egal wie es mir geht, aber zu Hause ist einfach zu Hause. Klar würde ich auch die nächsten Tage wieder volles Programm haben – zweimal am Tag zum und dann kommt ja auch noch der Pflegedienst mit der künstlichen Nahrung –, trotzdem ist es einfach etwas anderes, wenn man zu Hause ist. Man kann sich einfach anders bewegen und Dinge tun, wie mal an den PC gehen und sei es nur für fünf Minuten. Und wenn es gar nicht mehr geht, legt man sich einfach wieder ins Bett. Auch die Hygiene ist eine ganz andere Sache. Wobei ich damit nicht sagen will, dass die Klinik unhygienisch ist, nein, das sicher nicht, aber ich mochte es noch nie, wenn fremde Personen auf ein und dieselbe Toilette gehen. Das kann ich absolut nicht ab, auch wenn ich ansonsten nicht so die tolle Hausfrau bin, aber im Bad bin ich sehr penibel. Weil man sich da eben alles Mögliche einfangen kann. Ich bin ansonsten aber immer lieber 12 Stunden arbeiten gegangen, als einmal zu Hause zu putzen.

Wie immer seit der Chemo-Therapie gehe ich früh ins Bett. Ich bin gar nicht in der Lage, mich länger wach zu halten. Man ist ständig müde und könnte nur schlafen, den lieben langen Tag – und nachts natürlich auch.

Ebenfalls wie immer wache ich um 6:00 Uhr am Morgen auf. Wie schön wäre es jetzt, denke ich, wenn da jemand wäre, der mir jetzt einen leckeren Kaffee an mein Bett bringt. Der mich umsorgt, hegt und pflegt und tröstet, mir Kraft gibt und meine Tränen trocknet. Doch wie immer muss ich mich allein aufrappeln. Ich muss mir unbedingt etwas mit meiner Wohnung einfallen lassen, überlege ich mir jetzt. Es sieht aus hier, als hätte eine Bombe eingeschlagen. So konnte das nicht weitergehen. Und noch immer finde ich es eine Unverschämtheit, dass ich keine Haushaltshilfe bekomme.

Wenn ich duschen gehe, setze ich mich immer ganz vorsichtig auf den Wannenrand, hebe ein Bein nach dem anderen in die Wanne, dann stelle ich das Wasser an und fange langsam an, mich einzuseifen. Alles, was ich tue, geschieht ganz langsam, fast schon wie in Zeitlupe. Anders geht es überhaupt nicht, ich bin viel zu schwach. Immer muss ich, egal was ich tue, aufpassen, dass ich nicht einfach zusammensacke. Wieder könnte ich gedanklich auf die Krankenkasse zornig werden. Aber es nutzt nichts, ich muss mir etwas anderes einfallen lassen. Vielleicht sollte ich mal im Internet nach einer Putzhilfe suchen, überlege ich mir. Nur strengt mich auch das Sitzen am PC ganz extrem an, aber es muss jetzt sein, ich brauche einfach jemanden, der meine Wohnung in Ordnung hält. Nur teuer darf es nicht sein.

Gesagt getan, ich setze mich an dem PC und google nach einer Putzhilfe. Es gibt da eine sehr interessante Seite, wo man für alles jemanden ordern kann, zum Putzen, zum Gassi gehen, zum Kinder betreuen, Pflege für ältere Menschen und so weiter. Bei diesem Portal melde ich mich an, klar muss man wie immer etwas dafür bezahlen. Jedoch bleibt mir jetzt einfach keine andere Wahl, und wieder könnte ich auf die Krankenkasse zornig werden. Für was habe ich überhaupt jahrelang in diese einbezahlt, frage ich mich wieder, wenn ich jetzt doch alle Extrakosten selbst tragen muss. Das ist mir einfach unbegreiflich. Ich melde mich in dem Portal an, zahle den Betrag per Abbuchung und suche jetzt nach einer Putzfrau. Ich habe Glück; zwei Dörfer weiter gibt es tatsächlich eine Putzfrau. Ich schreibe ihr eine Mail und hoffe, dass sie mir schnellstmöglich antwortet. Ich schildere ihr meine Situation und schreibe ihr auch gleichzeitig, dass ich keine horrenden Summen zahlen kann. Von daher kann sie sich jetzt in aller Ruhe überlegen, ob sie mir antwortet oder nicht.

Wieder läuft mir die Zeit weg. Bis mein Fahrer kommt, hab ich noch ein bisschen was zu tun. Ich muss mich nun beeilen, soweit das bei meinem Zeitlupentempo überhaupt möglich ist.

Pünktlich um 9:45 Uhr steht er vor meiner Haustür. Ich gehe runter, setze mich in seinen Wagen und los geht es zu meinem Hausarzt. Die Kiste für ihn, die man mir in der Klinik mitgegeben hatte, stand noch im Wagen.

Bei meinem Hausarzt angekommen, sagt mein Fahrer zu mir: »Rufen Sie mich an, Frau Roggenkamp, wenn ich Sie wieder abholen kann.«

»Ja, ist gut!«, sage ich, steige aus dem Wagen, nehme meine Kiste und schließe die Beifahrertür.

Mein Hausarzt erwartet mich bereits. »Hallo, Frau Roggenkamp!«, begrüßt er mich wie immer sehr herzlich. »Da haben Sie ja Glück gehabt, dass meine Familie und ich nicht über Weihnachten und Silvester weggefahren sind.«

»Ja, das stimmt«, sage ich zu ihm »und ich danke Ihnen wirklich von ganzem Herzen. Ich glaube, ich wäre wirklich aus dem Fenster gesprungen, wenn ich weiter in der Klinik hätte bleiben müssen.«

»Na, na, Frau Roggenkamp«, sagt er, »an solche Dinge dürfen Sie gar nicht denken. Wie kommen Sie denn zu Hause zurecht?«, fragt er mich nun.

»Na ja«, sage ich, »es kommt ein Pflegedienst, der ist aber nur für das Stöpseln der künstlichen Nahrung zuständig. Eine Haushaltshilfe will mir die Krankenkasse einfach nicht gewähren, obwohl ich letztens beinahe beim Kochen eingeschlafen wäre, aber das interessierte die überhaupt nicht.«

»Nach den Feiertagen werde ich noch mal mit Ihrer Krankenkasse sprechen«, sagt mein Hausarzt jetzt. Er ist wirklich toll, jederzeit hilfsbereit. »Nun lassen Sie mich Ihnen erst einmal Ihre Infusion geben. Wir können gerne die komplette Woche diese Uhrzeit beibehalten, und am Abend dann um 18:00 Uhr. Passt Ihnen das so, Frau Roggenkamp?«

»Natürlich!«, sage ich zu ihm, »ich bin doch froh und dankbar, dass Sie das überhaupt machen, obwohl Sie keine Bereitschaft haben. Sie glauben gar nicht, wie dankbar ich Ihnen dafür bin!«

»Keine Ursache, Frau Roggenkamp, das ist wirklich kein

Problem für mich, da meine Familie und ich ja sowieso hier sind. Wann kommt denn der Pflegedienst zu Ihnen?«, fragt er mich noch und nachdem ich ihm die Zeiten gesagt habe, fügt er hinzu: »Das werde ich dann mit denen individuell abstimmen, zwischen ihren beiden Terminen hier. Das wird sich schon so einrichten lassen.« Dann hängt er mir meine Infusion an. Als er alles fertig hat, erklärt er: »In einer Stunde schaue ich wieder nach Ihnen.« Mein Hausarzt hat seine Praxis in seinem Haus, also kann er jetzt nach oben in seine Wohnung gehen.

Während die Infusion durchläuft, döse ich vor mich hin. Ich kann nichts denken, mein Kopf ist einfach nur leer. Vielleicht macht mich auch nur die Medikamenteninfusion wieder so müde. Einschlafen kann ich jedoch nicht.

Nach einer Stunde kommt mein Hausarzt wieder zu mir. Er schaut auf die Infusion, die jetzt durchgelaufen ist. »So, Frau Roggenkamp, die erste Runde haben wir schon mal geschafft. Wir sehen uns heute Abend um 18:00 Uhr wieder. Bis dahin«, sagt er und gibt mir die Hand.

Ich verlasse die Praxis und steige zu meinem Fahrer, den ich vorher schon angerufen hatte, in den Wagen. Ich teile ihm gleich die Termine, die ich mit meinem Hausarzt vereinbart habe, mit und wir machen die entsprechende Uhrzeit aus, zu der er mich abholen wird.

Bei mir wieder zu Hause angekommen klingelt es keine 15 Minuten später an meiner Haustüre. Es ist der Pflegedienst. Es ist wieder die Angestellte, die ich das letzte Mal wegen der Formulare so zornig angefahren hatte. Als ich sie sehe, fällt mir doch siedend heiß wieder ein, dass sie an diesem Abend zu mir gesagt hatte, dass ich doch vielleicht in ein Palliativhospital gehen solle. In einem solchen sind nur Menschen, die im Sterben liegen. Das hatte ich inzwischen in Erfahrung gebracht. Und sofort werde ich wieder etwas zornig. Wie kann eine vom Pflegedienst mich schon für tot erklären, nur weil ich mit hohem Fieber im Bett liege?

Ich lasse sie natürlich dennoch eintreten. Als Erstes koordinieren wir nun die Termine, die jene beim Hausarzt berücksichtigen müssen. »Somit ist es am sinnvollsten, wenn Sie so gegen 14:00 Uhr kommen«, beschließe ich. Sie ist einverstanden. Wir einigen uns auch wieder darauf, dass das Pflegepersonal nur einmal am Tag kommt und dass ich die Kochsalzlösung selbst anschließe. Als alles geklärt ist, kommt sie wieder mit ihrem Formular, lächelt und fragt: Können Sie das dieses Mal unterzeichnen?«

»Ach übrigens!«, sage ich jetzt zu ihr: »Wenn Sie mich noch mal für halbtot erklären wollen, dann können Sie aber etwas erleben!«

»Wie meinen Sie das?« Sie schaut mich ganz erstaunt an.

»Na, Sie hatten, als Sie das letzte Mal bei mir waren und ich mit hohem Fieber in meinem Bett gelegen bin, zu mir gesagt, ich solle in ein Palliativhospital gehen. Dort sind doch nur die Menschen, die wirklich schon im Sterben liegen. Wie Sie sehen: Tot bin ich noch lange nicht!«

Ganz entsetzt sagt sie jetzt: »Frau Roggenkamp, so hatte ich das doch nicht gemeint. Ich habe mir wirklich nur Sorgen gemacht, weil sie trotz Ihres hohen Fiebers absolut nicht in die Klinik wollten und hier aber ganz allein in ihrem Bett gelegen waren. Selbst mein Mann hat, als ich an diesem Abend nach Hause kam, gefragt, was denn mit mir los sei, weil ich mit meinen Gedanken den ganzen Abend bei Ihnen war. Meine Gedanken kreisten ständig um Sie, und auf einer Palliativstation hätte man eben auf sie aufgepasst. Außerdem tun die Ärzte dort nur das, was der Patient möchte. Und nur so habe ich das gemeint, Frau Roggenkamp, und nicht anders, ganz sicher nicht.«

»Na, dann ist es ja gut. Besonders witzig fand ich Ihre Aussage an diesem Abend nämlich nicht!«

»Wenn Sie noch mal das Gefühl haben, dass ich Sie irgendwie verletze, dann sagen Sie mir das bitte umgehend, dann können wir das sofort klären.«

»Na, das mit dem ›sofort‹ ging ja an diesem Abend nicht – wegen meines hohen Fiebers. Aber wie gesagt: Es ist jetzt gut, ich bin nicht mehr böse oder verletzt!«

»Gut!«, sagt sie, »dann komm ich heute Mittag um 14:00 Uhr wieder und hänge Ihnen ihre Flüssignahrung an.«

Sie gibt mir die Hand, was sie noch nie gemacht hat, verabschiedet sich von mir und verlässt meine Wohnung.

Ich glaube ihr nicht, dass sie das mit dem ›palliativ‹ so gemeint hat, wie sie es mir eben erklärte. Aber es ist egal, denke ich, ich habe es ihr gesagt und damit ist die Sache für mich erledigt.

Heute ist Silvester, aber das ändert nichts an meinem Tagesprogramm: 10:00 Uhr Hausarzt, 14:00 Uhr Pflegepersonal, 18:00 Uhr wieder Hausarzt, und erst dann tritt Ruhe ein. Ich hatte mich noch ein paar Mal bei meinem Hausarzt dafür bedankt, dass er das für mich tut.

Meine Vermieter und auch meine sogenannten Freunde Jasmin und Paul haben die ganze Zeit absolut nichts von sich hören lassen, noch nicht einmal ein Anruf zu Weihnachten. Niemand hier fragt, was ich Silvester mache, wie es mir geht, ob ich allein bin, ob ich vielleicht mit denen feiern will. Ich war alles anscheinend vollkommen egal. Das zum Thema ›gute Freunde‹. Auch letztes Jahr habe Silvester schon allein gefeiert. Ich habe mir etwas Leckeres zu essen gemacht, Musik gehört, später dann den Fernseher angemacht, und als es 24 Uhr wurde habe ich mir selbst zum neuen Jahr alles Gute gewünscht und bin danach ins Bett gegangen. So war ich an Silvester letztes Jahr mit mir ganz allein. Da war ich aber noch gesund und es war nicht ganz so schlimm. In diesem Jahr werde ich wohl eher in das neue Jahr hinein schlafen. War mir aber egal, Silvester war für mich nichts Besonderes, zumindest nicht so besonders, dass ich mich zwingen müsste aufzubleiben, was mir sowieso nicht gelingen würde.

Und genau so war es dann auch, nach meinem letzten Termin beim Hausarzt um 18:00 Uhr, fährt mich mein Fahrer wieder nach Hause. Er wünscht mir für das neue Jahr schon mal alles Gute. In meiner Wohnung angekommen lege ich mich auf meine Couch, schaue Fernsehen, gehe zwischendurch noch mal kurz an meinen PC, um zu prüfen, ob sich die Putzfrau gemeldet hat. Und siehe da; es ist tatsächlich eine Nachricht von ihr in meinem E-Mail-Postfach. Sie hat mir Ihre Telefonnummer mitgeteilt und dass ich sie doch mal anrufen solle. Wir würden uns dann preislich schon einig werden. Das klingt ja schon mal ganz gut, denke ich und notiere mir ihre Nummer. Erst im neuen Jahr würde ich sie anrufen. Danach fahre ich meinen PC runter, lege ich mich wieder vor meinen Fernseher und so gegen 23:00 Uhr schleppe ich mich in mein Bett und verschlafe, wie ich es mir gedacht habe, die Silvesternacht.

Im Moment habe ich mein Handy ständig an meinem Bett liegen. Damit ich es jederzeit in Griffweite habe, für den Fall, dass ich gesundheitlich abstürze. Eventuell kann ich dann doch noch kurz vorher den Notarzt rufen oder meine Familie oder die Klinik verständigen. Um 1:00 Uhr nachts werde ich vom Klingeln meines Handys geweckt. Verschlafen greife ich danach und melde mich. Es ist meine Mama. Sie wünscht mir als Erste in diesem neuen Jahr alles Liebe. Natürlich ganz viel Gesundheit und dass alles gut ausgeht. Auch ich wünsche meiner Mama ein frohes neues Jahr und ihr wünsche ich vor allem, dass mit ihrem Lebenspartner weiterhin alles gut verläuft. Was sich aber leider nicht bewahrheiten sollte. Der Lebensgefährte meiner Mama, der bereits 86 war, würde noch im ersten Halbjahr des neuen Jahres an seinem Krebsleiden sterben. Für den Lebenspartner meiner Mama war es eine Erlösung, als er starb. Er hatte sich die letzten Monate nur noch mit seinem Krebs herumgequält. Die Ärzte hatten aus meiner Sicht an ihm zu guter Letzt nur noch herumgedoktert und ausprobiert, was ein Mann in diesem hohen Alter gar nicht mehr verkraften konnte. Von daher war der Tod für ihn wirklich eine Erlösung. Meine Mama hingegen leidet noch heute unter dem Verlust ihres Lebenspartners. Was ich absolut verstehen kann, denn er war wirklich etwas ganz Besonderes. So einen Mann wie ihn würde sich definitiv jede Frau wünschen. Er war wirklich ein ganz besonderer Mann und ein ganz besonderer Mensch. Ich hoffe sehr, dass meine Mama es irgendwann schafft, ohne ihn noch mal rundherum glücklich zu werden.

In der Silvesternacht riefen auch meine Geschwister und

mein bester Freund Manfred bei mir an, um mir alles Gute für das neue Jahr zu wünschen.

Jeder Tag dieser ersten Woche im neuen Jahr ist für mich voll verplant. Um 10:00 Uhr morgens sitze ich bei meinem Hausarzt und bekomme meine erste Infusion, um 14:00 Uhr kommt dann das Pflegepersonal, hängt mir die künstliche Nahrung an, die fast zwei Stunden durchläuft. Danach habe ich erst einmal anderthalb Stunden Zeit für mich, dann geht es kurz vor 18:00 Uhr schon wieder zu meinem Hausarzt für die zweite Infusion und erst dann ist für mich Feierabend. In den anderthalb Stunden, die ich Zeit habe, schaue ich fern, lese etwas, gehe ab und zu an meinen PC, und wenn es meine Kraft noch zulässt, mache ich mir hin und wieder eine Kleinigkeit zu essen dazu, wie mir der Arzt geraten hat, damit meine Speiseröhre eventuell wieder in Schwung kommt.

So vergeht die erste Woche des neuen Jahres mit all meinen Terminen und ruck, zuck ist der Sonntag wieder da, an dem ich zur dritten Chemotherapie in die Klinik muss. Da sich der Zustand meiner Speiseröhre noch nicht gebessert hat, werde ich weiterhin künstlich ernährt. Das Ganze ist wirklich eine Tortur, kann man nicht anders sagen und mit Sicherheit absolut kein Spaziergang. Durch die tägliche Bestrahlung bin ich auf meiner Brust ziemlich braun geworden, auf dem Rücken ist es ganz extrem. Ich hatte das noch gar nicht gesehen, irgendwann nach dem Duschen habe ich dann im Spiegel einen großen braunen Fleck auf dem Rücken entdeckt – eben von den Strahlen verbrannt. Da kann man mal sehen, wie extrem diese Strahlen sind. Ich war sehr erschrocken, da ich ansonsten – bis auf meine Speiseröhre – von der Bestrahlung nichts merkte. Was mich bei der täglichen Bestrahlung noch immer wundert, ist, dass manche Pflegerinnen oder Krankenschwestern rauchen. Eine meiner liebsten dort raucht auch. Ich habe sie während einer meiner Bestrahlungen mal darauf angesprochen, wie sie noch rauchen könne bei all dem Leid, was sie tagtäglich zu sehen bekommt. Das kann ich nicht nachvollziehen, sage ich zu ihr, und auch nicht verstehen. Sie sagt, dass man mit der Zeit einfach abstumpft und dass das auch gut so sei, denn wenn man jedes Leid mit nach Hause nähme, kann man diesen Job gar nicht machen. Na ja, denke ich, auf der einen Seite hat sie schon recht. Aber dass sie all das Leid abstumpfen lässt, das hat mich dann doch wieder erschreckt. Ich glaube, wenn ich Krankenschwester wäre und das Leid meiner Patienten mir egal werden würde, dann würde ich diesen Job an den Nagel hängen. Aber ich denke, das muss jeder für sich selbst entscheiden.

Es ist Sonntag, der erste Sonntag im neuen Jahr, und auf geht es zu meiner dritten stationären Chemotherapie. Diese verläuft ohne Zwischenfälle, also ›ganz normal‹. Allerdings hat sich ein Virus in der Klinik eingeschlichen, die ganze untere Station wurde isoliert. Und auch unser Krankenzimmer wird für zwei Tage versiegelt. Keiner von uns darf das Zimmer verlassen, bis geklärt ist, ob wir den Virus in uns tragen. Die Schwestern kommen nur mit Maske und Anzug hinein. Sie nehmen uns Blut ab und schicken dieses ins Labor. Die Warterei, bis der Befund endlich da ist, wird unerträglich, denn sollte ich von dem Virus befallen sein, weiß ich schon, was auf mich zukommt. Das kenne ich ja schon von meiner bakteriellen Infektion. Aber, dieses Mal habe ich Glück. Eine Mitpatientin meines Zimmers aber trägt den Virus in sich und wird umgehend auf die untere Station verlegt. Ich bin unsagbar froh, dass ich es nicht bin, sonst hätte ich wieder ewig hierbleiben müssen.

Das Schönste an dieser Woche aber ist, dass mich meine Familie endlich besucht. Meine Schwester, mein Schwager und meine Mutti. Ich freue mich riesig darüber. Ich hatte schon Angst, dass wir den Termin absagen müssen wegen dieses Virus', doch zum Glück war unser Zimmer nur zwei Tage versiegelt. Es ist so schön, meine Familie mal wiederzusehen, denn die letzten Monate fühlte ich mich wirklich, als sei ich von Gott und der Welt verlassen. Es ist nicht so leicht, alles allein zu ertragen, durchzustehen, sich um alles allein kümmern zu müssen, obwohl es einem sehr dreckig geht. Ich weiß nicht, wie viele Tränen ich allein zu Hause vergossen habe.

Alle umarmen, drücken und herzen mich. Meiner Mama stehen die Tränen in den Augen, als sie mich sieht. Sie kennt das ganze Höllendrama ja durch ihren Lebensgefährten. Meine Mama und ich, wir verstehen uns auch ohne Worte. Sie fragen mich nun, ob wir ein paar Schritte an der frischen Luft gehen wollen. Meine Schwester fragt auch gleich nach, ob ich das darf. »Normalerweise nicht«, sagt die Krankenschwester, »aber ich frage mal den Arzt. Da Sie hier ja schon Stammgast sind, hat der vielleicht nichts dagegen, wenn Sie doch mal kurz um das Viereck der Klinik gehen. Ihre Familie ist ja dann dabei!«

Nun warten wir auf die Antwort der Schwester, ich ziehe mir allerdings schon mal meine Schuhe an. Meine Schwester fragt mich, ob sie mir helfen soll. »Nein«, sage ich entschieden, »ich muss das sonst auch alles allein machen, lass mal!« Dann bekomme ich endlich die Erlaubnis, das Zimmer zu verlassen.

Frische Luft würde mir mit Sicherheit gut tun, hat der Arzt wohl gesagt. Meine Schwester und meine Mama nehmen mich in ihre Mitte und stützen mich, so verlassen wir nun langsam das Zimmer und fahren mit dem Aufzug nach unten in die Freiheit.

Mein Schwager war schon vorgegangen, weil er unbedingt eine rauchen wollte. Auch er gehört zu diesen Rauchern, die denken, sie erwischt es nicht. Ich war genauso.

Allzu weit kommen wir nicht. Mein Körper ist einfach zu geschwächt und ich stolpere mehr durch die Gegend als dass ich gehe. Nach nur zehn Minuten gehen wir wieder zurück, mehr ist einfach nicht machbar.

Am selben Tag fahren sie wieder zurück nach Hause und es fällt mir sehr schwer, sie gehen zu lassen. Sie bringen mich wieder in mein Zimmer – ganz langsam. Wieder umarmen, herzen und küssen wir uns. Sie versuchen mich zu trösten. Diese Woche geht auch herum, sagen sie. Was sollen sie auch anderes sagen? Der Krebspatient allein weiß, was man für eine Hölle durchlebt.

Nachdem meine Familie die Zimmertür hinter sich geschlossen hat, fange ich an, bitterlich zu weinen. Zum Glück bin ich allein in meinem Zimmer. Wieder einmal bricht alles über mir zusammen; die Krankheit, das Alleinsein und diese grenzenlose Einsamkeit in mir. Ich beruhige mich nur sehr langsam. Es scheint so, als musste dass alles endlich einmal hinaus geweint werden.

Aber meine Familie hat recht behalten; auch diese Woche geht herum. Jedoch sind meine Werte immer noch sehr schlecht, sodass ich bis zur nächsten Chemotherapie wieder jeden Tag nach der Bestrahlung auf die Station muss, um mir zwei Medikamenteninfusionen abzuholen.

Was die Krankenkasse betrifft hatte mein Hausarzt noch mal versucht, eine Haushaltshilfe für mich zu bekommen. Jedoch hat auch er auf Granit gebissen, obwohl er ihnen bestätigt hat, dass die Chemo mich körperlich ganz massiv mitnimmt, oder besser ausgedrückt: mich regelrecht umhaut. So muss ich, wenn ich zu Hause bin, wirklich ganz extrem aufpassen, dass ich am Herd nicht einschlafe, wenn ich mir etwas zu essen mache oder mir einen Tee koche. Außerdem kommt ja tagtäglich das Pflegepersonal, die bekommen dann schon mit, dass irgendetwas passiert sein muss, wenn ich die Wohnungstür nicht öffne.

Wie grausam die Menschen gegenüber Kranken doch sein können. Waren das überhaupt Menschen? Alle anderen Behördenformulare hatten sich geklärt. Die Hartz-IV-Stelle war für mich nicht zuständig. Da ich vor Ablauf meines ersten Arbeitslosenjahres krank geworden war, musste die Krankenkasse Krankengeld bezahlen. Bis die sich allerdings geeinigt hatten, musste ich immer und immer wieder irgendwelche Formulare ausfüllen und diese zu den Behörden schicken. Jedoch haben sie mich zumindest von der Zuzahlung befreit. Nun muss ich wenigstens nicht für jede Tour in die Uniklinik jeweils fünf Euro an meinen Fahrer bezahlen. Das Geld musste er sich nun von der Krankenkasse holen. Menschen kennen gegenüber kranken Menschen kein Pardon, wenn es um die Bürokratie geht. Wenn diese wüssten, wie erbärmlich sie doch sind. Aber wehe, es würde sie selber treffen oder ihre Verwandten, Kinder oder Freunde, dann würde die Situation bestimmt ganz und gar anders aussehen.

Ich kann nur noch mal betonen, wie froh ich bin, meinen Fahrer zu haben, auch wenn er wirklich für jeden Schritt, den er für mich macht, Geld haben will. Da ich künstlich ernährt werde, brauche ich für mich selbst kaum Geld, somit kann ich meinen Fahrer bezahlen. Auch die Putzfrau, die ich angeschrieben hatte, kommt jetzt regelmäßig. Und sie ist wirklich ihr Geld wert. Sie kommt alle 14 Tage und macht alles einwandfrei sauber. Sie übersieht nichts und denkt an alles, ohne dass ich ihr sagen muss, was sie machen soll. Sie ist wirklich eine top Putzfrau. Auch hat sie mir angeboten, mit mir einkaufen zu gehen. »Bei mir brauchen Sie auch nicht so viel zu bezahlen wie bei ihrem Fahrer«, sagt sie. Da ich aber sowieso mit meinem Fahrer täglich unterwegs bin, erledige ich lieber mit ihm zusammen alles auf dem Rückweg; ob nun Einkauf, Bank, Hausarzt oder Apotheke.

Nach der dritten stationären Chemotherapie hat sich an meinen Werten nichts geändert, somit hat sich auch an meinem täglichen Ablauf nichts geändert. Jeden Tag Bestrahlung und jeden Tag Infusionen. Die meiste Zeit seit meiner Lungenkrebsdiagnose verbringe ich in der Klinik.

Auch die vierte stationäre Chemotherapie verläuft wie die dritte. Jedoch machten wir dieses Mal ein CT (Computertomographie) und ein MRT (Magnetresonanztomographie), um eben zu schauen, ob sich bei dem Tumor bereits etwas verändert hat. Als ich in der Röhre liege, greife ich wieder auf meinen Trick mit dem Zählen zurück, damit ich wegen meiner Platzangst nicht in Panik verfalle. Danach dauert es zwei Tage, bis die Befunde da sind.

Die Zeit des Wartens ist fast unerträglich. Ich möchte natürlich schnellstmöglich wissen, wie es aussieht.

Endlich betritt meine Lieblingsärztin mein Krankenzimmer und ich bin auf das Ergebnis sehr gespannt. Sie steht vor meinem Bett und sagt: »Das sieht sehr gut aus, Frau Roggenkamp, der Tumor ist bereits sehr klein geworden, wir wollen hoffen, dass er noch kleiner wird und ganz abstirbt. Wir sind mit dem Ergebnis sehr zufrieden, Frau Roggenkamp!«

»Wenn er abstirbt«, frage ich sie, »brauche ich ja dann auch nicht mehr operiert werden, oder?«

»Nein«, sagt sie, »es wird sowieso nicht mehr operiert.«

»Wieso nicht?«, frage ich sie. »Der Arzt drüben in der Klinik hat doch aber gesagt, dass der Tumor erst verkleinert wird und dass er dann entfernt wird!«

»Davon weiß ich nichts, Frau Roggenkamp«. sagt meine Lieblingsärztin. »Ich kann aber drüben in der Klinik noch mal anrufen und bei dem Chefarzt nachfragen. Ich sage Ihnen dann Bescheid, sobald ich Näheres weiß.« Sie wünscht mir noch einen schönen Tag und verlässt unser Krankenzimmer.

Dieses Mal treffe ich auch meine Daniela wieder, mit der ich an Weihnachten zusammen in der Klinik gelegen bin und die mir ein kleines Weihnachtspräsent mitgebracht hatte. Mit ihr tausche ich jetzt die Telefonnummern aus. Bei ihr könnte ich mir vorstellen, dass ich mal anrufe und frage, wie es ihr geht, weil ich nicht die Befürchtung habe, dass wir uns nur über den Krebs unterhalten würden. Ob das dann so eintritt, werde ich sehen.

Meine Werte sind auch nach dieser Woche wieder total im Keller – das gleiche Spiel: jeden Tag wieder in die Klinik, einmal Bestrahlung, zweimal Infusionen. Das nervt wirklich total. Ich kann diese Klinik nicht mehr sehen und den Geruch hier nicht mehr ertragen. Es ist wirklich furchtbar.

Zu Hause liege ich entweder im Bett oder auf der Couch, weil ich mich kaum auf den Beinen halten kann. Ich lese, schlafe, esse, schaue fern, sitze ab und an kurz an meinem PC und das war's dann schon.

Aber ich erlebe nach Monaten auch endlich einmal wieder etwas Positives! Meine Speiseröhre erholt sich langsam und ich kann wieder normale Nahrung zu mir nehmen – zumindest Schritt für Schritt. Ich bin sehr froh darüber, ich hatte wirklich ganz extreme Angst, dass ich jetzt für immer künstlich ernährt werden müsste. Zu meinem Glück ist dem nicht so! Dadurch werde ich nun auch endlich den Pflegedienst wieder los. Sie haben zwar gute Arbeit geleistet, aber sie sind halt durch ihre ständige Anwesenheit in meine Privatsphäre eingedrungen, und da bin ich dann doch recht eigen. Ich will meine Wohnung nur für mich allein haben, für mich allein sein. Dort kann ich mich gehen lassen, ohne dass es jemand sieht oder hört. Egal was ich tue, es bekommt niemand mit und von daher bin ich wirklich froh, dass ich den Pflegedienst abbestellen kann.

Die drei Wochen bis zur nächsten und jetzt vorletzten stationären Chemotherapie sind immer ruck, zuck wieder herum. Wie immer holt mich mein Fahrer am Sonntag ab und bringt mich in die Klinik. Ich betrete diese mit einem ganz komischen Gefühl im Magen, es rumpelt richtig. Ich gehe wie üblich hoch auf meine Station zur Anmeldung, doch kaum bin ich da muss ich mich übergeben. Die Schwestern sind ganz erschrocken.

»Frau Roggenkamp, wir haben doch gar nichts gemacht«,

sagen sie, »was ist denn los?«

»Das liegt bestimmt am Geruch hier. Ich kann den einfach nicht mehr ertragen. Wie überhaupt den stationären Aufenthalt.«

Ich treffe in dieser Woche die Frau mit dem Mundkrebs wieder. Nichts hatte sich bei ihr verändert, sie hatte immer noch diese Stäbe im Mund und wurde über ihren Bauch ernährt. Dieses Mal tauschen wir unsere Adressen und Telefonnummern aus, jedoch bin ich nicht sicher, ob ich mich bei ihr melden werde, denn irgendwie hatte ich mir vorgenommen, nach dieser Höllenzeit erst einmal nichts mehr mit Krebspatienten zu tun zu haben. Ich wollte diese Zeit einfach hinter mir lassen, aus meinem Leben und aus meinem Gedächtnis streichen und wenn ich mit ihr Kontakt habe oder mit einer anderen Krebspatienten, werde ich immer wieder an diesen Höllentrip erinnert. Bei Daniela mache ich da eine Ausnahme.

Die Frau erzählt mir, dass sie einen Hund hat und dass dieser ihr ganzer Trost sei. Die Tage, die sie in der Klinik verbringen muss, es sind bei ihr ja ›nur‹ ein oder zwei Nächte, ist der Hund bei ihrer Tochter. Dort wird er gut versorgt.

Ich habe mir zwei kleine Schreibblocks mit in die Klinik genommen, um zu beginnen, meine Erlebnisse aufzuschreiben. Dann habe ich die Idee, dass die Frau mit dem Mundkrebs ihre Geschichte doch in einem Buch verewigen soll. »Am besten fängst du gleich damit an«, sage ich noch und gebe ihr von mir einen Block in die Hand und einen Kuli. Ich sage ihr, dass sie vielleicht mit ihrem Buch vielen anderen Patienten, die das gleiche Schicksal teilen, eventuell eine Hilfe sein könnte. Leider wollte sie aber erst damit anfangen, wenn sie zu Hause ist.

Ob sie es tut, weiß ich nicht. Ich weiß nur, dass ich, so wie sie seit vier Jahren lebt, nicht leben könnte. Das ist für mich einfach kein Leben. Ich bewundere sie sehr für ihre Tapferkeit, auch wenn es bei ihr, wie sie sagt, manchmal alles nur Fassade ist. Irgendeine Kraft muss sie jedoch haben, sonst hätte sie das Ganze nicht schon seit vier Jahren durchgestanden. Ich mag sie sehr, habe aber wirklich Angst davor, mit ihr nach meiner eigenen durchlebten Hölle in Kontakt zu bleiben. Es gab schon mal eine Patientin in diesen fünf Monaten, die mir ihre Telefonnummer gegeben hatte. Auch sie hatte ich nicht angerufen, weil ich Angst hatte, dass wir nur das Thema Krebs haben und das wollte ich definitiv nicht. Ich habe diese Frau dann noch ein zweites Mal in der Klinik getroffen und habe ihr da auch ganz ehrlich gesagt, warum ich sie nicht angerufen habe. Und siehe da, sie konnte das verstehen und war in keinster Weise böse oder enttäuscht.

In meiner nun fünften, der vorletzten stationären Chemotherapiewoche besucht mich auf einmal ein Bekannter von mir, den ich mal im Internet kennengelernt hatte. Ich hatte ihm, als ich zu Hause war, geschrieben, dass ich Lungenkrebs habe und ständig in die Klinik müsste, um eine Bestrahlung und eine Chemotherapie hinter mich zu bringen. Er wohnt nicht weit entfernt von der Klinik. Ich bin über seinen Besuch dennoch höchst überrascht, denn er hatte nichts davon geschrieben, dass er kommen will. Ich freue mich, ihn zu sehen, zumindest gibt er mir jetzt nach diesen endlos einsamen, schmerzvollen und traurigen Wochen und Monaten das Gefühl, dass hier doch jemand ist, der sich dafür interessiert, wie es mir geht, denn meine sogenannten Freunde hatten mich noch immer kein einziges Mal in der Klinik besucht und für mich war das Thema ›Freundschaft‹, was diese vier Personen betrifft, jetzt endgültig durch. Für mich gehörten diese vier jetzt auch nur zu meinen Bekannten.

Stani, so heißt meine Internet-Bekanntschaft, ist ein sehr netter hilfsbereiter, gut aussehender Mann. Ich freue mich wirklich, ihn zu sehen. Er fragt mich, ob er mir etwas Gutes tun könne. »Nein«, sage ich, »es ist okay. Dass du da bist, das reicht schon.«

Eigentlich sollte aus uns mal ein Paar werden, jedoch ist er einfach zu kompliziert. Er hat es ständig mit irgendwelchen Krankheiten, und das ist nun mal ganz und gar nicht mein Fall. Er bleibt nicht sehr lange, weil er den Krankenhausgeruch nicht ertragen kann, außerdem ist er sehr menschenscheu. Das bin ich auch, das haben wir beide gemeinsam. Wir quatschen ein bisschen und dann geht er wieder. Das ist aber nicht schlimm. Es ist einfach nur schön, dass er da war.

Jetzt, in meiner fünften stationären Chemotherapie, tritt nun etwas ein, was mein Leben noch mehr verändern sollte. Mein Körper rebelliert jetzt ganz extrem gegen die Chemo. Das hochgradige Gift hat einige Nerven meines Körpers zerstört. Meine Füße, Beine und Hände sind inzwischen wie taub, fühlen sich an wie eingeschlafen. Es lässt sich schwer beschreiben, es ist ein ganz extremes Bitzeln, das kaum auszuhalten ist. Vielleicht kann man es so beschreiben: ein eingeschlafener Fuß kurz vor dem Aufzuwachen, dabei aber in dieser Phase verharrend. Ich laufe nur noch wie auf Eiern, länger stehen geht absolut gar nicht mehr. Nach drei bis vier Minuten muss ich mich setzen, sonst werde ich ganz wackelig auf den Beinen. Auch das Laufen ist nur noch eine einzige Katastrophe. In normalen Schuhen knicke ich fast ständig um. An Schlafen ist nun überhaupt nicht mehr zu denken. Manchmal sind es richtige Schmerzen, die ich nachts habe, weil mein Körper dann ganz zur Ruhe gekommen ist. Aber selbst wenn es nur dieses Bitzeln' in Füßen, Händen und Beinen ist, kann ich nicht einschlafen. Ich spreche den Stationsarzt (Bärchen) auf diese Symptome an und frage ihn, ob diese wieder verschwinden werden. Er sagt, dass man das nicht sagen kann. Bei einigen Patienten geht es weg und bei anderen bleibt es für immer. Mein Lieblingsarzt sagt, es dauert nur ein Jahr, dann haben sich die toten Nerven wieder erneuert und das normale Gefühl in Händen, Füßen und Beinen kommt wieder. Eine andere Ärztin sagt, dass das für immer bleiben werde und dass ich mich damit abfinden und arrangieren müsste. Das ist wieder so typisch Ärzte: Nichts Genaues weiß man nicht, und jeder sagt etwas anderes.

An diesem Abend kommt mein Lieblingsarzt dann noch mal zu mir ins Zimmer, stellt sich vor mein Bett. »Frau Roggenkamp«, sagt er, »wir müssen jetzt langsam daran denken, dass Sie bei der sechsten und der letzten Chemotherapie auch die Kopfbestrahlung bekommen.«

»Was denn für eine Kopfbestrahlung?«, frage ich ihn.

»Der Krebs, den Sie haben, Frau Roggenkamp, streut sehr gerne in den Kopf, von daher machen wir generell nach der letzten Chemotherapie noch eine prophylaktische Kopfbestrahlung.«

»Nein, nein«, wehre ich mich sofort dagegen. »Das kommt überhaupt nicht infrage. Nachher habe ich noch einen größeren Knall als ich ihn jetzt schon habe.«

»Es muss aber sein, Frau Roggenkamp.«

»Nein, eine Kopfbestrahlung will ich definitiv nicht, auch wenn Sie mein Lieblingsarzt sind, das kommt für mich nicht infrage. Da kann doch sicherlich etwas passieren.«

»Nein, es kann nur sein, dass sie eventuell in einem Einkaufsmarkt stehen und überlegen, was sie denn jetzt gerade einkaufen wollen, das ist alles.«

»Na, das passiert mir auch heute schon, also brauche ich diese Kopfbestrahlung nicht.«

»Na ja, da reden wir dann noch mal drüber, wenn Sie die letzte stationäre Chemo hinter sich gebracht haben!« Und damit verlässt er das Zimmer.

Nein, denke ich und da bin ich mir wirklich ganz sicher, bei mir machen die keine Kopfbestrahlung. Gerade jetzt weiß ich überhaupt nicht mehr, wie es weitergehen soll. Mit diesem Handikap nimmt mich doch keine Firma mehr. Was soll ich denn jetzt nur tun? Mir bleibt doch auch wirklich nichts erspart. Von dem Hartz IV kann man doch nicht leben und nicht sterben, denn ewig zahlt die Krankenkasse das Krankengeld auch nicht. Und dafür habe ich die letzten 30 Jahre Vollzeit gearbeitet, nur um jetzt so dazustehen. Das ist wirklich zum Kotzen. Wieder rollen die Tränen über meine Wangen und wieder will ich einfach nur sterben und einfach nur meine Ruhe haben. Endlich Frieden finden, endlich keine Schmerzen mehr haben, endlich einfach nur einschlafen und von dieser beschissenen Welt nichts mehr sehen oder hören.

Nach dieser niederschmetternden Information telefoniere ich mit Manfred, der weiß immer Rat. Ich schildere ihm die jetzige Situation und sage ihm, dass ich nicht weiß, was ich tun kann und wie es weitergehen soll. Manfred hat die Idee: Er sagt, dass ich aufgrund meiner Krankheit Frührente beantragen soll.

»Na du hast einen sonnigen Humor!«, sage ich, »ich bin doch noch keine 60.«

»Das hat doch mit dem Alter nichts zu tun, Marina. Du bist doch jetzt durch deine Krankheit schwer behindert, probiere es doch einfach mal!«, sagt er.

»Ich muss mir das durch den Kopf gehen lassen!«, sage ich zu ihm, »und wenn ich zu Hause bin, entscheide ich, was ich mache. Verstehst du, allein das Wort ›behindert‹ klingt für mich so was von schlimm, das will ich gar nicht hören.«

»Du bekommst deine Frührente bei deinem Krankheitsbild bestimmt durch!«, sagt er noch. Allerdings versteht er, dass mein seelischer Zustand im Moment nicht der beste ist.

»Ich glaube meinem Lieblingsarzt nicht, dass die toten Nerven in einem Jahr wieder vollständig hergestellt sein werden. Er hatte sich ja auch schon wegen der Bluttransfusionen geirrt. Herumspringen wie ein junges Reh kann ich ja nun wahrlich nicht. Wenn Nerven tot sind, sind sie tot, etwas anderes leuchtet mir da nicht ein. Außerdem ist so ein Antrag auf Frührente doch bestimmt mit einem riesigen Papierkrieg und vielen Formularen verbunden, bei denen kein Mensch durchblickt«, sage ich weiter.

»Das stimmt wohl«, sagt er, »aber es gibt Leute, die solche Formulare für die Patienten ehrenamtlich ausfüllen. Frage doch mal einen deiner Ärzte, vielleicht können die dir sogar jemanden vermitteln.«

»Das wird ich, Manfred. Mach's mal gut!«, verabschiede ich mich von ihm und lege auf.

Ich bin wirklich am Boden zerstört und weiß nicht, wie es weitergehen soll. Selbst Auto fahren war jetzt nicht mehr möglich. Jetzt war ich nur noch auf meinen Fahrer angewiesen. Also kann ich meinen Krümel auch verkaufen, überlege ich. Allzu viel würde ich dafür nicht mehr bekommen, denn er war schon ein paar Jahre alt und einige Kilometer hat er auch schon auf dem Buckel. Jedoch hat er mich stets sicher an mein Ziel gebracht. Wenn ich zu Hause bin, werde ich eine Anzeige ins Internet setzen, überlege ich mir. Ich verkaufe ihn wirklich nur schweren Herzens. Doch was sollte er ungenutzt vor der Tür stehen? Mit meinen tauben Füßen und Beinen konnte ich beim besten Willen kein Auto mehr fahren, so verantwortungsbewusst war ich dann schon, und das sollte auch jeder andere Krebspatient sein.

Stani, meine Internet-Bekanntschaft, besucht mich in der fünften Chemowoche auch noch mal. Ich freue mich sehr, ihn zu sehen. Er kommt dieses Mal wirklich genau zum richtigen Zeitpunkt. Als er mich fragt, ob er mir etwas Gutes tun könne, bitte ich ihn: »Du könntest mir etwas Leckeres zu essen holen, ich kann den Krankenhausfraß nicht mehr ertragen. Mir wird schon über, wenn ich es nur rieche oder sehe.« Ich muss mir bei den momentanen Aussichten auf meine Zukunft einfach mal etwas Gutes tun, und wenn es nur etwas Leckeres zu essen ist.

»Okay«, sagt er, macht sich sofort auf den Weg und holt mir eine kleine Pizza. Das finde ich sehr nett von ihm. Er ist schon etwas ganz Besonderes. So liebenswert und hilfsbereit, für alles offen. Als er mit der Pizza zurück ist, erzähle ich auch ihm von meiner Situation und dass ich nicht weiß, wie es weitergehen soll. Er lebt schon seit Jahren von Hartz IV, aber das ist für mich keine Option, deshalb hatten er und ich uns auch immer mal wieder gestritten bei unseren gelegentlichen Treffen. Das Schlimmste war, dass ich mit meiner Behinderung auch nichts dazuverdienen konnte. Wie ich das Blatt auch drehe und wende, es blieb nach meiner Krankheit nur Hartz IV und das machte mich noch mehr krank. Dieser Gedanke trägt absolut nicht zu meiner Genesung bei.

Während meine Internet-Bekanntschaft und ich über dieses Thema sprechen, geraten wir wieder in Streit, weil ich einfach der Meinung bin, dass man etwas tun sollte, wenn man denn gesund ist. Er aber sieht das anders. Bevor wir uns aber richtig in Rage reden können, verabschiedet er sich. Allerdings verspricht er, dass er mich bei der nächsten Chemotherapie wieder besuchen wird.

Am späten Abend kommt auch Bärchen (der Stationsarzt) noch mal zu mir. »Mein Kollege«, erklärt er mir, »hat mir gesagt, dass Sie keine Kopfbestrahlung machen lassen wollen.«

»Ja!«, sage ich, »das kommt für mich absolut nicht infrage. Verstehen Sie, das ist ja so, als würde ich mir schon mal prophylaktisch mein Bein abnehmen lassen, weil ich vielleicht nächstes Jahr die Treppe herunterfalle.«

Bärchen lächelt. »Ich habe bei Ihnen ein ganz besonders gutes Gefühl, dass für Sie alles gut ausgehen wird. Ich kann Ihnen nicht erklären, warum, aber manchmal ist das eben so – wie bei Ihnen. Von Anfang an sind Sie ganz anders als andere mit der Diagnose umgegangen, zumindest empfinde ich das.«

»Manchmal täuscht der äußere Schein!«, sage ich zu ihm.

»Das kann schon sein«, sagt er, »aber das gute Gefühl in Ihrem Fall bleibt bei mir trotzdem. Wir können Sie nicht zwingen, die Kopfbestrahlung machen zu lassen, Frau Roggenkamp, es ist ganz allein Ihre Entscheidung.«

»Das sehe ich auch so.«

»Trotzdem will ich Sie noch einmal darauf hinweisen, Frau Roggenkamp, dass der Krebs, den Sie haben, laut unseren Studien immer wieder kommen kann und sehr häufig in den Kopf strahlt. Außerdem kenne ich nur einen Patienten, ich will da wirklich ehrlich zu Ihnen sein, Frau Roggenkamp, bei dem die fünf Jahre um sind und der Krebs nicht wieder ausgebrochen ist.«

»Sehen Sie«, sage ich zu Bärchen, »dann kennen Sie mit mir jetzt den Zweiten.«

»Überlegen Sie es sich bitte noch mal. Sie haben ja nach dieser Woche noch eine letzte Chemotherapie. Bis dahin sind es ja noch drei Wochen, da können Sie noch mal in Ruhe über eine Kopfbestrahlung nachdenken.«

Ich spreche ihn noch kurz auf die Frührente an. Und ich frage ihn, wie er da die Chancen für mich sieht.

»Ich denke«, sagt er, »dass Sie bei Ihrer Diagnose und Ihrem Alter die Frührente durchbekommen. Alle Unterlagen, die Sie dafür benötigen, können wir Ihnen ausstellen, das ist gar kein Problem.«

Und auch auf die Taubheit in Händen, Füßen, und Beinen spreche ich ihn nochmals an, frage, ob es da wirklich noch nichts gibt, um es zu heilen.

»Nein, Frau Roggenkamp, es tut mir leid! Das einzige, was ich Ihnen anbieten kann, sind Schlaftabletten und Schmerzmittel, mehr kann man da definitiv nicht tun.«

»Ich kann mich doch aber nicht jeden Tag mit Schmerzmitteln vollpumpen!«, rufe ich entrüstet aus.

»Es wird Ihnen aber, wenn Sie es nicht mehr aushalten, nichts anderes übrig bleiben, Frau Roggenkamp. Etwas anderes gibt es nun einmal nicht.«

Ich seufzte, schaue ihn an und sage zu ihm: »Und nun sehen Sie zu, dass sie nach Hause kommen, damit ihre Familie endlich mal etwas von ihnen hat.«

»Ja, das mache ich jetzt. Ich wünsche Ihnen noch einen schönen Abend.« Er dreht sich um und verlässt das Zimmer.

Auch die fünfte stationäre Chemo-Woche geht herum, und endlich bin ich wieder zu Hause. Als Erstes setze ich mein Auto zum Verkauf ins Internet. Viel kann ich für meinen Krümel nicht mehr verlangen, aber trotzdem probiere ich es mit 850 €. Ehe ich eine passende Webseite für meinen Krümel gefunden habe, vergehen zehn Minuten. Nach dieser kurzen Zeit bin ich körperlich schon wieder fix und fertig, höre dann auch umgehend auf und fahre meinen PC herunter. Bin mal gespannt, ob sich auf meine Anzeige jemand meldet.

Von meinem Fahrer lasse ich mich am nächsten Tag zu meinem Hausarzt fahren. Vielleicht hat er ja eine Idee, was ich bei diesen Symptomen machen kann.

Mein Hausarzt begrüßt mich wie immer sehr herzlich. »Wie geht es Ihnen, Frau Roggenkamp? Haben sie Ihre letzte Chemo schon hinter sich?«

»Nein, eine habe ich noch vor mir. Ich bin wegen eines Problems hier: Die Chemo hat offenbar einige Nerven zerstört und meine Hände, Füße und Beine sind dadurch zu drei Vierteln taub geworden. Ich laufe herum wie auf Eiern, kann durch das extreme Bitzeln kaum mehr einschlafen und manchmal, wenn mein Körper zur Ruhe gekommen ist, artet das Ganze in ziemliche Schmerzen aus.«

»Soweit ich da auf dem neuesten Stand bin, Frau Roggenkamp, gibt es da aber noch nichts, außer Schmerzmitteln. Ich kann Ihnen ein sehr gutes aufschreiben, das ist so was wie eine Vorstufe von Morphium, und soweit die Patienten mich informiert haben, hilft es sehr gut, die Schmerzen zu ertragen. Ich schreibe es Ihnen gleich auf.« Er zückt den Rezeptblock.

»Eigentlich wollte ich mich nicht mit Schmerzmitteln vollpumpen!«, sage ich zu ihm.

»Das müssen Sie auch nicht, Frau Roggenkamp! Sie nehmen das Schmerzmittel eben nur dann, wenn es ganz schlimm und unerträglich wird.«

»Also gut«, sage ich, und nehme das Rezept, das er mir hinhält. »Ich kann es ja holen; mitnehmen heißt ja noch nicht nehmen müssen.«

Ich war schon immer extrem gegen Medikamente und habe in meinem Leben gegen nichts irgendwelche Mittel genommen. Es musste dann schon ganz extrem schlimm sein, wenn ich doch mal was genommen habe. Bisher kam ich aber weitestgehend ohne zurecht. Und jetzt gleich so was wie Morphium? Das war ein absoluter Horror für mich. Wie hatte sich mein Leben doch verändert!

»Was halten Sie davon, Frau Roggenkamp«, unterbricht mein Hausarzt meine Gedanken, »wenn ich Ihnen noch einen Rollator verschreibe. Der kann Ihnen beim Laufen helfen.«

»Wie bitte?«, frage ich entsetzt. »Einen Rollator? Nein, also das definitiv wirklich nicht. Um Himmelswillen, keinen Rollator!«

Mein Hausarzt lacht laut los. »Na, da ist wohl jemand zu eitel für einen Rollator?«, fragt er.

»Ja!«, sage ich ungeniert, »ich bin doch noch keine 95. Wie sieht denn das aus, wenn ich mit einem Rollator durch die Gegend laufe?«

»Es geht nicht um das Aussehen, Frau Roggenkamp, es geht darum, dass der Rollator Ihnen das Laufen erleichtern soll!«

»Das mag ja sein«, sage ich, »aber ein Rollator kommt für mich nicht infrage«

»Also gut«, sagt er, »dann eben nur das Schmerzmittel. Sollte noch irgendetwas sein, können Sie mich immer erreichen. Ich bin jederzeit für Sie da.«

»Das weiß ich und das finde ich auch ganz besonders nett von Ihnen.« Ich stehe auf, gebe ihm die Hand und verabschiede mich von ihm.

Auch in den nächsten drei Wochen bin ich wieder viele Stunden in der Klinik. Immer ist irgendetwas anderes. Ich schaffe es nie, die kompletten drei Wochen bis zur nächsten stationären Chemotherapie zu Hause zu sein. Meistens liegt es an den Werten, die extrem schlecht sind – mein Körper rebelliert gegen das Gift, sodass ich jeden Tag zwei Infusionen brauche. Dann kam die bakterielle Infektion, das hohe Fieber, die Thrombose im Arm – immer ist irgendetwas anderes. Ich bin froh, wenn das Ganze vorüber ist und ich nicht mehr in die Klinik muss. Aber eine stationäre Chemo habe ich ja leider noch vor mir.

Nach meinem Hausarztbesuch telefoniere ich mit einem entfernten Bekannten wegen der Frührente. Er sagt, ich solle doch mal seinen Bilanzbuchhalter anrufen und fragen, ob er nicht jemanden kenne, der das mit den Rentenformularen ehrenamtlich für mich ausfüllen kann. Also mache ich das und telefoniere mit dem Bilanzbuchhalter, den ich auch ganz gut kenne und der wirklich ein sehr netter Mensch ist. Ich erkläre meine Situation und frage um Rat.

»Ja, ich kenne da jemanden, Frau Roggenkamp«, sagt er. »Ich schicke diesem Herrn mal eine E-Mail, und der wird sich dann mit Ihnen in Verbindung setzen. Er macht das dann auch ehrenamtlich.«

»Vielen Dank!«

»Kein Thema«, sagt er. »Wenn ich helfen kann, tue ich das doch gern für Sie!«

Dann legen wir auf.

Zwei Tage später bekomme ich eine Mail von einem Herrn, der sich als Bekannter des Buchhalters vorstellt und mich um Rückruf bittet. Das tue ich sofort, unterhalte mich mit ihm, erkläre ihm die Situation. Er sagt sofort zu, mit den notwendigen Formularen bei mir vorbeizukommen. Gleichzeitig sagt er mir, welche Unterlagen er von mir für diesen Rentenantrag benötigt. Wir vereinbaren für die nächste Woche einen Termin bei mir zu Hause, da ich durch meine Krankheit nicht zu ihm fahren kann.

Auch Stani, meine Internet-Bekanntschaft, meldet sich telefonisch bei mir. Er würde mich gerne zu Hause besuchen. Er war früher, bevor wir uns aus den Augen verloren haben, schon ein- oder zweimal bei mir. Allerdings sagt er gleich, dass er erst einmal schauen muss, ob er ein günstiges Zug- oder Busticket bekommt. Er behauptet zwar immer, er brauche kein Geld, aber jetzt sieht man ja wieder, dass das nicht stimmt. Um zu leben, braucht man nun mal Geld, und wenn es nur für eine Fahrkarte ist.

»Von mir aus kannst du gerne kommen«, sage ich zu ihm, »ich kann dir auch die Zugfahrkarte bezahlen, ist gar kein Thema.«

Er sträubt sich etwas dagegen, doch letztendlich machen wir es dann so. Er kommt noch am selben Tag. Und er kümmert sich wirklich rührend um mich. Er fährt mit dem Bus in den nächsten Ort, um für uns etwas einzukaufen, er putzt meine Küche, spült das Geschirr, kocht für mich – er verwöhnt mich wirklich sehr an diesem Tag. Es ist ein ganz tolles Gefühl, dass sich mal jemand um mich sorgt und mich hegt und pflegt. Allerdings könnte ich es viel mehr genießen, wenn ich gesund wäre und nicht auf meiner Couch liegen würde wie ein angeschossenes Reh. Er will mir sogar meine Schuhe binden, aber das lasse ich, genauso wie bei meiner Schwester, nicht zu. Das Schöne an ihm ist, dass man ihm wirklich nichts sagen muss: Er sieht, ich bin krank und schwach und da hilft er einfach nur.

Wir wollen eine Runde spazieren gehen. Er sagt, ich müsse auch mal an die frische Luft, egal wie langsam ich jetzt durch meine Behinderung auch laufe. Also gehen wir gemeinsam ein kleines Stück. Kurz vor der Bushaltestelle muss ich mich dann übergeben und alles, was ich an diesem Nachmittag gegessen habe, kam wieder heraus. Das war mir vielleicht peinlich! Aber mir war so hundeelend, ich konnte es einfach nicht mehr zurückhalten. Obwohl wir nicht weit weg gegangen sind, hat mich der Spaziergang körperlich so überanstrengt, dass ich mich übergeben musste.

Wir machen auf dem Absatz kehrt und gehen wieder zurück in meine Wohnung. Er bietet mir seinen Arm an, um mich zu stützen, damit ich nicht aus den Pantinen kippe. »Siehst ganz schön blass aus!«, sagt er noch, aber gemeinsam schaffen wir es bis in meine Wohnung. Dort lasse ich mich dann vollkommen erschöpft auf die Couch fallen.

Am nächsten Tag fährt er wieder nach Hause und ich bin wieder allein. Wir haben uns in den letzten beiden Tagen zwar mal nicht gestritten, aber er versteht meine Einstellung zum Leben nicht. Ich denke, und das hat sich auch erwiesen: Die Welt, sie tut nichts für dich. Du selbst musst dein Leben in die Hand nehmen. Was du aus deinem Leben machst, wenn du erwachsen bist, liegt ganz allein in deiner Hand, und nur in deiner. Die Schuld für Unglück immer bei anderen zu suchen, ist der einfachste Weg, dann muss seinen Hintern nicht erheben. Es ist immer einfacher, in Selbstmitleid zu versinken.

Ein bisschen enttäuscht bin ich schon, als er wieder fährt, denn nun muss ich wieder allein für mich sorgen, so weit es mir möglich ist. Außerdem hat es mir auch einfach nur so gut getan, dass er da war.

In der Woche darauf kommt der Herr mit den Rentenformularen. Ich hatte alles so weit es mir gesundheitlich möglich war vorbereitet, immer in Etappen alles, was er brauchen würde, aus meinen Unterlagen herausgesucht.

Er ist sehr nett. Gemeinsam füllen wir nun die Formulare aus, na ja, das meiste macht er, ich verstehe von dem Beamtendeutsch sowieso so gut wie nichts. Ich erzähle ihm, dass ich mich im Internet etwas schlau gemacht habe und dort zu lesen war, dass die Bearbeitung des Antrags bis zu einem halben Jahr dauern kann und es sogar Patienten gibt, die bis zu einem dreiviertel Jahr gewartet haben. »Ich habe das Gefühl!«, sage ich zu ihm, »dass der Staat darauf hofft, dass ich zwischenzeitlich den Löffel abgegeben habe.«

Und was antwortet mir dieser Mann?

»Ich will und werde Ihnen das, Frau Roggenkamp, nicht schriftlich geben, aber genau so ist es, exakt so!«

»Das ist doch wirklich das Allerletzte und so etwas von unmenschlich! Aber genauso schätze ich unseren Staat auch ein, genau so!«, entrüste ich mich.

»Was glauben Sie, was ich schon alles bei der Rentenkasse erlebt habe. Von Menschlichkeit kann da kaum noch die Rede sein. Ich frage mich oft: Was ist das nur für eine Welt? Was für eine Vorstellung von Menschheit? In was für einem Staat leben wir?« Er schüttelt den Kopf. Dann sagt er noch: »Wir werden für Sie auch gleich noch einen Behindertenausweis beantragen, Frau Roggenkamp.«

»Einen Behindertenausweis?«, rufe ich entsetzt aus.

»Ja, der kann für Sie nur von Nutzen sein. Sie bekommen alles günstiger und es hat noch weitere Vorteile, die Sie sich dann ansehen können, wenn die entsprechenden Unterlagen da sind.«

»Muss das denn sein?«, frage ich ihn.

»Es muss nicht sein, aber ich denke, wir sollten das tun, weil es für sie nur von Vorteil ist.«

»Wenn Sie meinen!«, sage ich nur.

Allein das Wort ›behindert‹ löst in mir ein ganz unangenehmes Gefühl aus.

Als er mit allem fertig ist, will ich ihm etwas für das Ausfüllen der Formulare geben. Jedoch sagt er, dass seine Kollegen dafür vielleicht etwas nehmen, doch er macht das ehrenamtlich, um zu helfen. Er weigert sich, irgendetwas von mir anzunehmen.

Er steht auf, gibt mir die Hand, wünscht mir herzlich alles Gute und sagt, dass er die Formulare auf jeden Fall noch diese Woche an die Rentenkasse weiterleiten werde. Ich begleite ihn zur Tür, bedanke mich noch mal recht herzlich bei ihm und schließe die Tür hinter ihm.

Na, da bin ich mal gespannt, was überhaupt bei der ganzen Sache herauskommt.

Mit den vielen Klinikbesuchen sind auch die letzten drei Wochen bis zur sechsten und letzten stationären Chemo-Woche schnell herumgegangen. Nach diesen letzten sechs Monaten soll ich nun auch noch in die Reha. Das war ja wieder ganz und gar nicht nach meinem Geschmack und am liebsten hätte ich mich dagegen gesträubt, aber ich bin laut Krankenkasse dazu verpflichtet, sonst streichen Sie mir das Krankengeld. Obwohl doch eigentlich jeder erwachsene Mensch selbst entscheiden sollte, ob er eine Reha will oder nicht. Ich erhole mich am ehesten in meinen eigenen vier Wänden. Aber jetzt steht erst einmal die letzte stationäre Chemo-Woche an.

Wie immer holt mich mein Fahrer am Sonntag ab und als ich zu ihm in den Wagen steige, sagte er: »So, Frau Roggenkamp, auf zur letzten Runde!«

»Ja«, seufzte ich, »endlich! Nur weiß ich absolut noch nicht, wie es in meinem Leben weitergehen soll. Ich bin es seit fast 30 Jahren gewohnt, arbeiten zu gehen und auch das wird jetzt eine extreme Umstellung für mich werden.«

»Hat sich denn an der Taubheit in Ihren Händen, Füßen und Beinen etwas verändert?«, fragt er mich während der Fahrt.

»Nein, es ist alles wie gehabt und ich glaube auch nicht, dass sich da jemals wieder etwas ändert. Sollten die Nerven sich je wieder erholen, wird das Jahre dauern, und bis dahin bin ich schon längst in den Sarg gesprungen!«

»Sagen Sie doch so etwas nicht, Frau Roggenkamp«, sagt mein Fahrer entrüstet.

»Na, ich muss doch realistisch sein!«

»Gehen Sie erst einmal nach der letzten Chemo-Woche in die Reha!«, sagt mein Fahrer. »Danach sieht die Welt bestimmt wieder ganz anders aus.«

»Wir werden sehen!«, sage ich nur und schaue aus dem Fenster in die Natur.

In der Klinik angekommen bekomme ich wie immer mein altes Zimmer. Auch die Schwestern sagen zu mir: »Auf zur letzten Runde, Frau Roggenkamp!«

»Ja, ja!«, sage ich. »Alles schön und gut. Nur hat die Chemo auch eine ganze Menge zerstört.«

»Aber sie leben!«, sagt eine Krankenschwester zu mir.

»Ich weiß nicht, ob man das Leben nennen kann, was jetzt vor mir liegt. Kaum laufen zu können, stehen schon gar nicht, an schlafen ist auch kaum zu denken und auch schreiben geht mit diesen tauben Fingern so gut wie gar nicht mehr. Jeden Satz muss ich mindestens 25 mal korrigieren, weil meine Hände nicht mehr so wollen wie ich. Manchmal fällt mir einfach etwas aus den Händen, ohne dass ich das kontrollieren kann. Wenn sich das wenigstens ankündigen würde, könnte ich ja versuchen, dagegen zu steuern, aber es geschieht einfach so. Zwei Glasschüsseln habe ich schon kaputt gemacht. Wenn Sie das Leben nennen«, sage ich zu der Krankenschwester, »ja, dann lebe ich noch.«

»Sie dürfen die Hoffnung nicht aufgeben, Frau Roggenkamp!«, sagt sie und versucht, mich zu trösten.

Irgendwie habe ich heute ein ganz blödes Tief, obwohl es mein letzter stationärer Aufenthalt hier in der Klinik ist. Trotzdem scheinen die vergangenen Monate jetzt ihren Tribut zu fordern.

An den Sonntagen bin ich in meinem Zimmer immer noch allein. Sobald die Schwester mein Zimmer verlassen hat, weine ich heute bitterlich, ich kriege mich überhaupt nicht mehr ein, kann mich kaum beruhigen. Zum Glück hört mich niemand weinen, denn ich habe mein Gesicht in das Kissen gedrückt. Was hatte ich in meinem Leben schon alles durchstehen müssen? Angefangen bei meiner Kindheit. Diese Zeit habe ich in einem Buch verarbeitet. Und ausnahmsweise bemitleide ich mich jetzt auch mal selbst. Meine Tapferkeit ist dahin, von der mein Stationsarzt gesprochen hat. Ich lasse mich hemmungslos gehen, weine und weine und weine. Niemand bekommt etwas davon mit – zum Glück. So kann ich meinen Tränen nach Monaten endlich mal so richtig freien Lauf lassen.

Ich weiß nicht, wie lange ich dalag und weinte, aber irgendwann bin ich dann darüber eingeschlafen.

Das Klingeln meines Handys lässt mich aus meinem Schlaf hochschrecken. Es ist Stani, meine Internet-Bekanntschaft. Er hört an meiner Stimme, dass es mir nicht besonders gut geht. »Ich besuche dich auch dieses Mal«, tröstet er mich. »Komme, was da wolle!«, fügt er noch hinzu.

»Danke«, sage ich zu ihm und bin froh, dass er mich besuchen wird, das tröstet mich wieder ein bisschen und muntert mich ein wenig auf.

Nach dem Telefonat schaue ich noch ein wenig fern und so geht der erste Abend zu Ende.

Am nächsten Morgen geht alles seinen gewohnten Gang: Blutabnahme für die Chemo, dann Bestrahlung. Das wird meine letzte sein.

Ich lege mich in die Röhre, rühre mich wie immer zehn Minuten lang nicht. Als ich endlich aufstehen darf, übergebe ich mich plötzlich – mitten im Bestrahlungsraum. »Es tut mir so leid«, sage ich zu den Schwestern, die nun angerannt kommen. »Ich weiß nicht, was heute los ist, sonst macht mir doch die Bestrahlung auch nichts aus.«

Eine Krankenschwester kommt zu mir, stützt und tröstet mich und sagt: »Frau Roggenkamp, Ihr Körper sagt Ihnen damit, dass es ihm jetzt reicht!«

»Da bin ich ja froh«, sage ich, »dass das jetzt meine letzte Bestrahlung war. Mein Körper scheint sich wirklich inzwischen gegen alles zu wehren und zu sperren!«

Ich muss irgendwann mal wieder zu Kräften kommen, denke ich. So kann das doch nicht weitergehen! Jedoch weiß ich nicht, was ich tun kann, denn die Chemo ist und bleibt ein ganz massives Gift, das den Körper angreift. Und meiner wehrt sich nun. Ich bin fast nur noch müde, kraftlos sowieso und will nach der Chemo immer nur schlafen.

In dieser letzten Woche kommt eine Ärztin zu mir, die ich bisher noch nicht kenne. Sie steht vor meinem Bett, hat meine

Krankenakte in der Hand, schaut mich an und sagt, dass die Kopfbestrahlung unbedingt sein müsste.

Aha, denke ich, haben sie jetzt eine Frau auf mich angesetzt in der Hoffnung, dass sie mich überreden kann. Auch sie erklärt mir noch mal, dass mein Krebs, sollte er denn wiederkommen, in den Kopf streuen könne und die Kopfbestrahlung daher sein muss.

»Nein!«, sage ich auch zu ihr, »für mich kommt das nicht infrage. Ich kann nicht erklären, warum, aber die Angst ist einfach zu groß, dass mein Gehirn einen Schaden zurückbehält. Und diese Angst kann ich einfach nicht überwinden.«

»Gut«, sagt sie, »dann kann ich Sie davon nicht überzeugen?«

»Nein!«, sage ich, »ich bleibe dabei!«

Sie gibt mir die Hand und wünscht mir für die Zukunft alles Gute. Als sie auf dem Weg zur Tür ist, dreht sie sich noch mal zu mir um. »Das Abschlussgespräch haben sie dann mit Ihrem Stationsarzt. Er wird Ihnen mitteilen, wie es für Sie weitergeht.« Und mit diesem Satz verlässt sie dann endgültig mein Zimmer.

Wie immer vertrage ich die Chemo nur sehr schlecht und bin kaum in der Lage, mich von meinem Bett zu erheben. Zum Glück habe ich diese Woche wenigstens keine Bestrahlung mehr. Jedoch was nutzt es mir, dafür haut mich die Chemo jedes Mal aufs Neue wieder um. Ich kann nur hoffen, dass nicht noch mehr Nerven absterben. Noch mehr Behinderungen könnte ich nicht ertragen. Irgendwann ist einfach die Luft raus.

Jeden Tag warte ich nun auf Stanis' Besuch, er hat doch gesagt, dass er kommen will! Komme, was da wolle, hat er sogar gesagt. Jedoch bleibt mein Warten vergeblich. Kein Anruf, keine Nachricht, keine Absage. Also muss ich auch diese letzte stationäre Chemo-Woche allein durchstehen. Ich bin sehr enttäuscht von ihm! Es gibt eben, außer meiner Familie und meinem besten Freund Manfred, niemanden auf dieser Welt, auf den ich wirklich zählen kann, auf den ich mich verlassen kann, wirklich niemanden! Ich bin nicht so sehr enttäuscht, dass er nicht gekommen ist, sondern dass er es nicht einmal für nötig hielt, mich entweder anzurufen oder mir eine kurze SMS zu schicken. Also war das Thema Stani somit erst einmal wieder erledigt.

In der letzten stationären Chemo Woche treffe ich auch noch mal meine Prinzessin. Sie war eigentlich durch mit ihrer Chemo, doch ist wieder etwas aufgetreten und sie muss noch mal eine Nacht in der Klinik bleiben, um entsprechende Untersuchungen durchführen zu lassen. Ich freue mich, meine Prinzessin zu sehen, sie ist wirklich eine sehr hübsche und kluge Frau, Rechtsanwältin, und dabei in keinster Weise eingebildet. Sie ist sehr geknickt, dass da wohl wieder etwas im Anmarsch ist.

»Es ist doch noch gar nicht sicher«, sage ich zu ihr. »Versuche dich erst einmal, nicht verrückt zu machen, sondern warte die Untersuchungen ab!«

Das ist alles leicht gesagt, das weiß ich selbst am besten. Eigentlich versuche ich, sie nur zu trösten, aber da nützt auch mein Kommentar nichts, sie bleibt skeptisch und besorgt. Kann ich absolut nachvollziehen. Auf einmal sagt sie zu mir, um von sich abzulenken, ich solle mir doch einen Hund zulegen, dann wäre ich nicht so allein, und ich wäre außerdem gezwungen zu laufen.

»Und was mache ich«, frage ich sie, »wenn mein Krebs wieder ausbricht? Was mache ich dann mit dem Hund?«

»Sollte wirklich etwas mit dir sein, Marina, dann nehmen wir deinen Hund, das verspreche ich dir. Das kann ich dir auch gern schriftlich geben, wenn du magst«, lächelt sie. »Wenn mein Mann nachher anruft, werde ich ihn gleich darüber informieren. Wir wollten sowieso noch einen Zweithund, wir haben ja schon einen, und unserem Rabauken würde das sicher guttun. Was würdest du denn für einen Hund wollen, Marina?«

»Während meiner Ehe hatten wir einen Schäferhund«, sage ich, »aber das käme für mich jetzt nicht mehr infrage. Den könnte ich mit meiner Behinderung ja gar nicht halten. Nein, nein! Das wäre dem Tier gegenüber unverantwortlich. Ich kann doch einem Hund gar nicht mehr gerecht werden. So ein kleiner quirliger junger Hund braucht Auslauf und Beschäftigung. Kann ich das mit meiner Behinderung? Ich glaube nicht, Prinzessin!«, sage ich zu ihr.

»Warte es doch erst einmal ab!«, sagt sie nun auch zu mir. »Vielleicht hat dein Lieblingsarzt ja doch recht und nach einem Jahr sind alle Schäden behoben.«

»Das glaube ich nicht«, sage ich zu ihr, »wenn Nerven tot sind, sind sie tot!«

Am nächsten Tag darf Prinzessin wieder nach Hause, der Befund hatte nichts ergeben, Gott sei Dank! Und sie ist überglücklich! »Also noch mal, Marina«, sagt sie, bevor sie geht, »mein Mann und ich würden deinen Hund nehmen, sollte dein Krebs erneut ausbrechen. Ich habe mit ihm telefoniert und er hat nichts dagegen.«

»Im Moment nicht, Prinzessin, ich kann mir gar nicht vorstellen, auch nur eine halbe Stunde mit einem Hund zu laufen, ohne dass ich aus den Pantinen kippe.«

Sie gibt mir ihre Telefonnummer und Adresse und sagt, dass ich mich melden soll, wenn irgendetwas sein sollte. Sie umarmt mich, wünscht mir alles Gute und geht.

Auch die letzte stationäre Chemo-Woche geht herum. Am Tag davor ruft mich der Stationsarzt in sein Zimmer zu einem Abschlussgespräch. Er sagt mir, dass ich das erste Jahr einmal im Quartal zur Kontrolle in die Klinik muss. »Nach einem Jahr«, sagt er, »wenn nichts Gravierendes ist, machen wir diese Untersuchungen dann nur noch einmal im Jahr. Das heißt, eine Lungenuntersuchung und eine Kopfuntersuchung. Letztere müssen wir bei Ihnen generell mitmachen, da Sie ja keine Kopfbestrahlung hatten.«

»Was wird denn da genau gemacht?«, frage ich ihn.

»Sie bekommen dann so eine Art Helm über Gesicht und Kopf, der aber durchsichtig ist und so müssen sie dann 20 Minuten still liegen, wie bei der Lungenuntersuchung auch.«

»Na toll«, sage ich, »ob ich das mit der Kopfuntersuchung hinbekomme, kann ich mir nur schwer vorstellen bei meiner Platzangst. Da bekomme ich ja die Krise! Na ja«, sage ich zu ihm, »wir werden sehen!«

»Das schaffen Sie schon. Es ist aber wichtig, dass Sie wenigstens das machen, wenn wir Sie schon nicht von einer Kopfbestrahlung überzeugen können. Sie müssen zusehen, dass sie in den nächsten Monaten wieder an Gewicht zulegen und zu Kräften kommen. Sie müssen sich zwingen zu essen, egal wie schlecht es ihnen geht. Auch müssen sie ganz viel trinken, damit das Gift aus dem Körper gespült werden kann. Und sollte in den nächsten drei Monaten auch nur irgendetwas sein, können Sie jederzeit hierher kommen, jederzeit!«

»Wie sieht es denn eigentlich mit der Operation aus?«, frage ich ihn.

»Ach ja, das hätte ich fast vergessen. Die Ärztin hat mit dem Chefarzt der anderen Klinik telefoniert, sie hat ihm erzählt, wie es mit ihrem Tumor aussieht. Daraufhin hat der Chefarzt entschieden, dass es bei Ihnen doch keine Operation geben wird.«

»Ja, und was ist dann mit dem Tumor, bleibt der jetzt für immer drin?«

»Der Tumor ist hoffentlich tot, aber man wird auf den Röntgenbildern immer sehen, dass da etwas war. Wir wollen hoffen, dass das nur die Ablagerung von dem Tumor ist – und dass das auch so bleibt. Man wird an der Stelle, wo der Tumor saß, immer so eine Art Narbe sehen, Frau Roggenkamp. Seien Sie froh, dass Sie um eine Operation herumgekommen sind. Dann«, beschließt er seine Erklärungen, »kann ich Ihnen jetzt nur noch wirklich alles erdenklich Gute wünschen!«

»Ich muss Ihnen ganz ehrlich sagen«, sage ich jetzt zu dem Arzt, »ihr seht mich hier stationär niemals wieder!«

»Das will ich hoffen, Frau Roggenkamp, das will ich hoffen! Aber ich hatte ja schon zu Ihnen gesagt, dass ich bei Ihnen ein sehr gutes Gefühl habe. Morgen früh erhalten Sie noch ihre Entlassungspapiere!«

Ich stehe auf, gebe ihm die Hand, bedanke mich für seine netten Worte und verlasse das Sprechzimmer. Draußen auf dem Gang stoße ich einen ganz tiefen Seufzer aus und sage in Gedanken noch mal: Ihr seht mich hier stationär niemals wieder!

Diesen Horrortrip lasse ich kein zweites Mal über mich ergehen.

Ich gehe in mein Zimmer und fange langsam an, meine Sachen zu packen. Endlich nach Hause, denke ich, endlich! Wobei ich noch immer nicht weiß, wie es jetzt weitergehen soll. Ich hatte mir über die vergangenen Monate Gedanken gemacht und auch darüber, dass ich hier überhaupt keine Freunde hatte. Die, von denen ich glaube, sie seien welche, haben mich in den vergangenen sechs Monaten kein einziges Mal besucht. Das konnte und würde ich nie vergessen. Ich wollte jetzt einfach nur weg von hier, weg von den Erinnerungen an diese Zeit, die für mich die reinste Hölle war, und weg von den Menschen hier. Ich hatte mir noch nicht überlegt, wohin, aber dass ich hier weg musste, war beschlossene Sache. Jedoch muss ich erst noch die Reha überstehen und erst dann kann ich planen, wohin ich gehen will.

Am nächsten Morgen nehmen sie mir noch einmal Blut ab, um die Werte zu überprüfen. Diese sind zwar wie immer nicht weltbewegend, wie mir die Ärztin sagt, aber sie liegen endlich mal im Rahmen und ich kann die Klinik für immer verlassen. Die werden mich hier niemals wiedersehen, denke ich nochmals, zumindest nicht stationär! Auch zu dem Rotschopf von Krankenschwester, die mir noch auf dem Gang begegnet, sage ich genau das. Und was sagt der Rotschopf?

»Wir werden sehen, Frau Roggenkamp!«

Sie war wirklich immer sehr aufbauend! Der Spruch passte zu ihr. Jedoch wollte ich mich nicht schon wieder ärgern, sondern nur darüber freuen, dass ich die Klinik endlich verlassen konnte.

Endlich betritt auch mein Fahrer das Zimmer, um mich abzuholen und er sagt als Erstes zu mir: »So, Frau Roggenkamp, jetzt haben Sie es endlich überstanden. Jetzt können Sie nach vorne schauen und wieder zu Kräften kommen. Wissen Sie schon, wohin sie in die Reha müssen? Dann kann ich das nämlich schon mal planen.«

»Nein«, sage ich, »das weiß ich noch nicht, aber vielleicht ist ja etwas in der Post, wenn ich nach Hause komme.«

»Sobald Sie etwas Genaues wissen, sagen Sie mir bitte rechtzeitig Bescheid.«

Mein Fahrer soll mich auch in die Reha fahren. Mit dem Zug kann ich ja nicht fahren, da ich kaum laufen kann. Ich würde ja jeden Anschlusszug verpassen. Außerdem war ich gar nicht in der Lage, mein Gepäck zu tragen. Es wunderte mich, dass die Krankenkasse den Reha-Transport freiwillig bezahlen wollte. Das wunderte mich sogar sehr. Ich hatte eigentlich von denen erwartet, dass die sagen: »Sehen Sie zu, wie sie dahin kommen, das interessiert uns nicht.« Das hatte ich nach den ganzen Diskussionen mit in den letzten sechs Monaten eigentlich erwartet. Aber da konnten sie wohl nichts tun, denn die Krankenkasse hatte angeordnet, dass ich in die Reha gehen muss, ich selbst wollte das ja gar nicht, also mussten sie auch für den Transport in die Reha Sorge tragen. Mir graute es vor diesen drei Wochen, denn am liebsten war ich zu Hause. Aber auch da musste ich jetzt erst einmal wieder durch. Vielleicht habe ich ja noch ein paar Wochen Zeit, überlege ich.

Mein Fahrer setzt mich zu Hause ab und fragt mich, ob wir diese Woche einkaufen gehen wollen oder ob ich sonst irgendetwas zu erledigen hätte. Wir vereinbarten, dass wir uns zukünftig auf jeden Fall einmal in der Woche treffen, um eben entweder einzukaufen oder sonstige Dinge zu erledigen – Bank, Behördengänge oder auch mal zur Post.

»So machen wir es«, sage ich zu ihm. Natürlich will er dafür seine zehn Euro. Die soll er auch bekommen.

Als ich in meiner Wohnung ankomme, ist unter anderem tatsächlich etwas von der Krankenkasse im Briefkasten. In zwei Wochen soll ich in die Reha, also habe ich noch genug Zeit, um mich einigermaßen darauf vorzubereiten. Mein Hausarzt sollte einen Transportschein ausstellen, damit mein Fahrer mich dorthin fahren kann und somit auch als Begleitperson gilt. Die Rehaklinik liegt in der Nähe vom Wohnort meiner Familie, das war das einzig Positive daran. Dann könnten meine Lieben mich während dieser drei Wochen wenigstens mal besuchen. Auch war bei der Post ein Schreiben von der Rentenkasse dabei, dass sie noch irgendwelche Unterlagen benötigten. War mir klar, dachte ich, die versuchen doch wirklich alles, um das Ganze hinauszuzögern, damit sie erst einmal nicht zahlen müssen. Also wieder einmal Papierkrieg, wie immer, wenn ich aus der Klinik kam. Auch lag eine Info in meinem Briefkasten, dass mein Behindertenausweis da sei und dass ich diesen bei der Gemeinde abholen könne. Allein dieses Wort ›behindert‹ ... Da dreht sich mir gleich wieder der Magen um. In dem Brief stand dann auch noch was von einer 80-prozentigen Behinderung. Ich kriege das einfach nicht mit meiner Person vereinbart; ich will nicht behindert sein. Dieses Schreiben der Gemeinde lege ich erst einmal beiseite und habe nicht vor, meinen Behindertenausweis abzuholen. Das war zu schrecklich für mich! Ein weiteres Schreiben von der Krankenkasse habe ich auch noch in meiner Post. Sie informierten mich darüber, dass das Krankengeld nur noch bis nach der Reha gezahlt werde und dass ich danach entweder Anspruch auf Hartz IV oder auf eine Frührente habe. Also haben die Behörden sich schon gegenseitig über den Stand der Dinge informiert. Das war ja etwas ganz Neues, sonst wusste doch bei den Behörden die linke Hand nicht, was die rechte macht. Na ja, denke ich, wenn sie zahlen sollen, geht es auf einmal doch.

Nur noch zwei Wochen, dann musste ich schon wieder von Zuhause weg, weg aus meiner Burg, aus meinem Nest – und das für drei Wochen. Ich hätte mich so gerne zu Hause erholt, das hätte mir mit Sicherheit mehr gebracht. Aber ich musste mich fügen, sonst hätten sie mir das Krankengeld gestrichen, das stand wortwörtlich in einem Schreiben von der Krankenkasse.

Irgendwie, denke ich nun, ist das doch alles kein Leben mehr! Ich bin unendlich traurig, dass ich schon wieder drei Wochen von zu Hause weg soll, und wieder weine ich bitterlich. Auch weiß ich nicht, wie ich von dem Hartz IV leben soll. Ich brauche doch Obst und Gemüse, jetzt wo ich so krank war. Ich kann doch nun am Essen nicht mehr sparen, so wie ich es vorher getan habe. Ich soll mich gesund ernähren, und das kostet nun mal. Wie soll das denn mit dem bisschen Hartz IV funktionieren? Und dafür hat man jetzt fast 30 Jahre Vollzeit gearbeitet, nur dafür, dass man Ende und in der Not vom Staat hängengelassen wird. Hätte ich das vorher gewusst, wäre ich schwarz arbeiten gegangen und hätte mein Geld zur Seite gepackt. Dieser Staat hätte es doch nicht anders verdient.

Ich fühle mich so allein – und bin es auch. Wie schön wäre

es, wenn da jetzt jemand wäre, der mich trösten könnte, der mich aufbauen würde, der mir zeigt und sagt, dass er mich liebt. Am liebsten würde ich die Augen schließen, einschlafen und niemals wieder aufwachen.

Ich lege mich in mein Bett, weine und schlafe für kurze Zeit ein. Mitten in der Nacht wache ich durch dieses extreme Bitzeln in meinen Händen Füßen und Beinen wieder auf. An Schlaf ist wirklich kaum noch zu denken und irgendwie lenken mich jetzt meine Füße in die Küche, wo das Medikament liegt, das mir mein Hausarzt verschrieben hat, die »Vorstufe von Morphium«, wie er sagte. Dieses Medikament zieht mich magisch an. Komm, denke ich, probiere es einfach mal, Marina, du willst doch einfach nur mal wieder durchschlafen, willst mal keine Schmerzen haben und einen Tag, an dem es dir wieder gut geht! Nimm eine Tablette – nur, um es auszuprobieren.

Zwei Stunden später fühle ich mich so was von beschissen und mir ist kotzübel. Auf ganz wackeligen Beinen schleppe ich mich mühevoll ins Bad und übergebe mich wie ein Weltmeister. Danach schleppe ich mich wieder in mein Bett und schlafe doch tatsächlich durch bis zum nächsten Nachmittag.

Als ich aufwache, fühle ich mich, als wäre eine Dampfwalze über meinen Körper gerollt. An diesem Tag bin ich zu absolut nichts mehr in der Lage. Ich übergebe mich und immer wieder und liege die ganze Zeit im Bett und schlafe. Erst am darauffolgenden Tag geht es mir wieder etwas besser. Jetzt weiß ich, was Drogen mit einem machen. Ich habe in meinem ganzen Leben noch nie Drogen genommen und das soll zukünftig auch so bleiben, denn noch mal wollte ich mich so beschissen wie die letzten anderthalb Tage nicht fühlen, nein! Darauf konnte ich nun wirklich verzichten. Lieber würde ich das andere Extrem ertragen, denke ich – noch!

Ich weiß nicht, wie andere Patienten darauf kommen, meinem Hausarzt zu erzählen, dass die Tabletten helfen würden. Klar war ich durch die Droge von meinen Schmerzen und dem Bitzeln in meinen Händen Füßen und Beinen abgelenkt, aber dafür habe ich halt die ganze Zeit gekotzt und geschlafen. Na, das konnte ja wohl auch nicht die Lösung sein.

Sobald es mir wieder besser geht, packe ich diese Tabletten erst einmal wieder in die Schublade – und dort sollen sie auch bleiben. Jedoch geht es mir nach einigen Tagen wieder so schlecht, die Schmerzen sind unerträglich, einige Tage schon habe ich kaum geschlafen, dass ich die Tabletten noch ein zweites Mal ausprobiere. Vielleicht habe ich sie beim ersten nur nicht vertragen, überlege ich mir. Ich grabe die Schachtel aus der Schublade hervor und nehme eine von diesen Tabletten. Zwei Stunden später erlebe ich das gleiche Spiel wieder: Ich übergebe mich stundenlang, mit wachsender Begeisterung sozusagen, und schlafe fast anderthalb Tage durch. Als ich dann wieder richtig zu mir komme, beschließe ich endgültig, diese Tabletten niemals wieder zu nehmen, niemals wieder! Lieber will ich mit den Schmerzen leben. Auch werde ich versuchen, mich den Tag über ein bisschen hinzulegen und zu schlafen, irgendwie musste das doch in den Griff zu kriegen sein.

Am nächsten Tag beschließe ich, endlich einmal wieder ein bisschen spazieren zu gehen. Ich muss einfach mal an die frische Luft. Und ich möchte nun doch bei Jasmin und Paul vorbeischauen, auch wenn sie mich die letzten sechs Monate ganz schön im Stich gelassen haben. Aber ich muss mich einfach mal wieder mit jemandem unterhalten. Ich war zwar sehr gern allein, aber irgendwann fällt selbst mir die Decke auf den Kopf. Wenn das vor meiner Krebserkrankung mal der Fall war, dann bin ich immer auf einen Kaffee zu meinen Vermietern hochgegangen oder eben rüber zu Jasmin und Paul. Dann war es wieder für ein paar Wochen gut, da brauchte ich keine Menschenseele mehr.

Ich ziehe mir Jacke und Schuhe an und verlasse meine Wohnung. Das Treppensteigen fällt mir sehr schwer. Ich muss mich am Geländer festhalten und Schritt für Schritt, Stufe für Stufe mit meinen fast tauben Füßen bewältigen. Aber dann habe ich es geschafft. Langsam gehe ich weiter; Jasmin und Paul wohnen nur zwei Straßen weiter. Jedoch schaffe ich nur die Hälfte der Strecke und muss wieder umkehren – das war wohl doch noch zu früh für mich.

Mühsam gehe ich zurück in meine Wohnung. Was sollte das jetzt für ein Leben werden? Ich kann ja kaum richtig laufen, auch die Hände wollen nicht so wie ich, dann dieses extreme Bitzeln in allen Gliedern, teilweise kommen ziemliche Schmerzen dazu ... Ich bin körperlich kaum noch zu irgendetwas in der Lage. Was ist das für ein Leben? Lesen, ja, das geht noch gut. Jedoch habe ich in den letzten sechs Monaten, die ich größtenteils in der Klinik verbracht habe, so viel gelesen, dass ich im Augenblick überhaupt keine Lust mehr hatte, auch nur in irgendein Buch hineinzuschauen. Wie sollte es weitergehen?

Nun habe ich nur noch eine Woche, bis ich in die Reha muss. Vielleicht würde danach ja doch alles besser werden, hoffe ich. Wobei ich kaum daran glauben kann, denn wenn

Nerven tot sind, dann sind sie nun mal tot. Und die Chemo hat eben einige Nerven erheblich beschädigt.

In dieser letzten Woche zu Hause bekomme ich Besuch von meiner Schwester und meiner Mama. Ich freue mich sehr darüber. Meine Schwester Petra ist auch so eine Person – ähnlich wie Stani –, die mich die ganze Zeit betüddeln, sie kocht für mich, wir gehen zu dritt einkaufen. So kann ich die zehn Euro für meinen Fahrer sparen. Zehn Euro sind für mich eine ganze Menge Geld. Es hat sich noch immer nicht entschieden, wer denn jetzt nun für mich bezahlen muss – das Hartz IV-Amt oder die Rentenkasse. Meine Familie kann mich finanziell nicht unterstützen, die hatten selber nichts.

Meine Mama schläft diese Woche auf der Couch und meine Schwester mit mir im Bett. In dieser Woche finde ich sogar einen Käufer, der für meinen Krümel die von mir anberaumten 850 € bezahlt. Also bin ich nun auch Krümel los.

Wir gehen jeden Tag ein kleines Stückchen spazieren – ganz langsam, immer Stück für Stück. Es war schön, sich mal nicht durch Selbstversorgung durch den Tag quälen zu müssen. Denn vieles war für mich zur Qual geworden. Körperlich war ich extrem schnell erschöpft, somit bedeutete für mich jede Arbeit, die ich zu Hause zu verrichten hatte, eine einzige Qual. Meine Mama nimmt mich oft in den Arm und versucht, mich zu trösten, jedoch braucht sie selber Trost, denn ihr Lebensgefährte war inzwischen an diesem gnadenlosen Krebs verstorben. Sie ist froh, bei mir sein zu können und dadurch auch ein bisschen von ihrem Schmerz abgelenkt zu sein. Und ich bin froh, sie beide bei mir zu haben und sei es auch nur für ein paar Tage.

Als wir von einem kleinen Spaziergang zu dritt zurückkommen, ist ein Brief von der Rentenkasse in meinem Briefkasten. Ich bekomme ab dem 1. Januar rückwirkend eine Erwerbsminderungsrente, bis zum Jahre 2027. Ich bin erleichtert, ja, mir fällt ein Felsbrocken vom Herzen, aber freuen kann mit ich mich darüber nicht so recht. Denn wenn ich den Betrag sehe, den sie mir auszahlen wollen, und das bei fast 30 Jahre Vollzeitarbeit, könnte ich einen regelrechten Lachkrampf bekommen. Klar bin ich froh, dass ich ab jetzt nicht mehr von Hartz IV leben muss, aber dennoch ist der Beschied schon eine ziemliche Frechheit. Vor allem wenn ich bedenke, wie viel Geld die Politiker bekommen, wenn sie nur ein paar Jahre im Amt waren und dann aus irgendwelchen Gründen ausscheiden. Natürlich kann man jetzt sagen: Selbst schuld, wenn ich so wenig verdient oder einbezahlt habe, jedoch verdienen Frauen in unserer Gesellschaft generell weniger als Männer, also konnte ich auch nicht mehr einbezahlen. Aber ich will mich nicht darüber aufregen, denn das führt zu nichts und schadet nur meiner Gesundheit. Ich muss es eben hinnehmen wie es ist.

Auch ist ein Schreiben von der Gemeinde in meiner Post. Ich soll endlich meinen Behindertenausweis abholen, da sie diesen sonst zurückschicken. Also muss ich das nun doch schweren Herzens tun. Meine Schwester fährt mich zu der Gemeinde, wo ich meinen Behindertenausweis in Empfang nehme. Ich will dieses Ding nicht, ich sträube mich wirklich dagegen, aber hätten sie diesen wieder zurückgeschickt, hätte ich vielleicht Probleme bekommen. In dem Ausweis steht tatsächlich, dass ich zu 80 Prozent behindert bin. Irgendwie ist das schrecklich für mich, als Behinderte zu gelten. Meine Schwester fragt mich, warum ich damit so ein arges Problem habe.

»Ich weiß es nicht«, sage ich zu ihr. »Ich kann dir das schwer erklären, ich will eben einfach nicht als behindert gelten, das fühlt sich komisch an. Ich kann mich nur sehr schwer damit abfinden. Aber auch damit werde ich wohl jetzt leben müssen.«

Es gibt so vieles, mit dem ich jetzt lernen muss zu leben, unter anderem auch damit, dass ich nicht mehr arbeiten gehen kann. Aber all das muss ich eben erst noch lernen und das ist, wenn man ganz allein dasteht und alles ganz allein bewältigen muss nicht so einfach.

Meine Schwester Petra und meine Mama fahren am Sonntag wieder nach Hause. Am Samstag davor gehen wir noch einige Dinge für meine Reha einkaufen. Und wieder habe ich dadurch, dass meine Schwester Petra fährt, zehn Euro gespart.

Am Sonntagmorgen frühstücken wir noch mal zusammen, danach fahren sie. Meine Mama umarmt mich zum Abschied, herzt und drückt mich, ihr kullern die Tränen über die Wangen. Zum einen aus Mitleid mir gegenüber und natürlich auch, weil sie mich jetzt wieder allein lassen müssen. »Wie willst du denn allein zurechtkommen?«, fragt sie mich.

»Ich komme schon klar, Mama!«, versuche ich sie zu trösten. »Irgendwie komme ich doch immer klar.«

Auch meine Schwester Petra umarmt mich und auch ihr stehen die Tränen in den Augen. »Pass auf dich auf!«, sagt sie zu mir.

»Aber klar!«, antworte ich ihr und begleite die beiden bis zu Petras Auto. Die beiden steigen ein und fahren davon, ich winke ihnen noch so lange nach, wie ich das Auto sehe und gehe dann traurig wieder in meine Wohnung.

Zeit für Trauer bleibt mir allerdings nicht, denn ich muss noch meine Sachen für die Reha packen und versuchen, dabei an alles zu denken, denn schließlich sind es ja drei Wochen, die ich dort verbringen muss. Mein Fahrer will morgen früh um 10:00 Uhr bei mir sein. Die Fahrt dorthin dauert circa zwei Stunden, hat er gesagt.

Auch in dieser Nacht schlafe ich extrem schlecht. Immer und immer werde ich durch das Bitzeln in meinen Gliedern wach, was sich dann irgendwann in Schmerz umwandelt. Ich werfe mich hin und her und finde einfach keine Ruhe, bis ich dann irgendwann doch vor Erschöpfung einschlafe. So geht das fast jede Nacht, außer ich nehme eine Schlaftablette – ich habe noch immer welche aus dem Krankenhaus übrig. Aber ich will mich nicht daran gewöhnen und davon abhängig werden, also verzichte ich meistens darauf.

Am nächsten Morgen um zehn Uhr steht mein Fahrer vor der Tür und los geht es zur Reha.

»Sie sehen ganz schön müde aus«, begrüßt er mich, als ich in seinen Wagen steige.

»Na ja, kein Wunder, das ist auch kein Schlafen mehr, seit meine Nerven durch die Chemo beschädigt sind.«

»Sie können ja in der Reha nachfragen«, sagt der Fahrer, »ob es nicht doch Möglichkeiten gibt – oder andere Schmerztabletten.«

»Das werde ich mit Sicherheit, vielleicht können die mir wirklich helfen.«

Auf dem Weg in die Reha machen wir auf einer Autobahnraststätte Pause und siehe da, mein Fahrer – welche Wandlung – lädt mich zum Mittagessen ein. Anscheinend schaue ich so erstaunt, dass er antwortet: »Das ist bei mir Service am Kunden!« Am liebsten hätte ich gesagt: Na, das sind ja ganz neue Töne. Aber ich bedanke mich nur höflich für die Einladung.

In der Reha angekommen stehen wir vor einem Riesenkomplex. Es sind mehrere Bauten, alle neben- und ineinander gebaut. Ich bitte meinen Fahrer, mich hinein zu begleiten. »Natürlich, ich bringe doch Ihr Gepäck noch bis zur Rezeption, außerdem brauche ich doch noch einen Stempel von der Klinik auf meinem Transportschein.«

Er begleitet mich also, holt sich den Stempel ab, stellt mein Gepäck neben mich, verabschiedet sich dann. »Bis in drei Wochen, Frau Roggenkamp, und erholen Sie sich gut!« Und weg ist er.

Da stehe ich nun an der Rezeption und warte darauf, dass die Dame, die dort arbeitet, mich aufnimmt. Es stehen noch sechs weitere Personen mit mir in der Schlange. Einer nach dem anderen wird nun abgewickelt. Jedem Patienten, so auch mir, übergibt die Dame die Formulare, die man nun ausfüllen soll. Sie sagt mir dann, welche Zimmernummer ich habe, erklärt mir, wie ich dahin komme, ruft einen Träger, der mein Gepäck übernimmt und ruck, zuck bin ich im ersten Stock in meinem mir zugewiesenen Zimmer.

Ich bin nicht so der Menschenfreund, eher scheu, und daher ist es mir sehr unangenehm, dass ich am Abend allein in den Speisegartensaal gehen muss. Auch überall sonst muss ich allein hin, an vielen Menschen vorbei. Das ist nicht so mein Ding, so selbstbewusst bin ich nicht. Außerdem macht es mir noch immer zu schaffen, dass ich keine Haare mehr habe, und ohne Mütze verlasse ich meine Wohnung beziehungsweise jetzt dieses Zimmer ohnehin nicht. Egal wo ich hingehe, immer habe ich eine Mütze auf.

Das Zimmer ist ein Einzelzimmer, klein und gemütlich mit einem eigenen Badezimmer und einem Balkon. Das würde also die nächsten drei Wochen mein Reich sein. Es gibt auch einen Fernseher und einen Anschluss fürs Internet. Ich habe meinen Laptop mitgenommen, denn mir war klar, dass ich nicht hier kaum Anschluss finden würde. Nicht nur, weil ich so menschenscheu bin, sondern eben auch wegen meiner Behinderung. Bis ich irgendwohin gelaufen bin, sind die anderen schon längst wieder zurück. Ich werde wohl die meiste Zeit allein verbringen. Erst am nächsten Morgen soll ich um 9:00 Uhr vor dem Ärztezimmer zu einem Gespräch erscheinen. Ich setze mich also erst einmal in aller Ruhe hin und fülle die Formulare, die mir die Dame an der Rezeption in die Hand gedrückt hat, aus. Danach packe ich meine Sachen aus, warte bis zum Abendbrot und gehe dann hinunter in den Speisesaal. Bei den Unterlagen ist zum Glück auch eine Beschreibung der Klinik dabei, sodass ich alles finde, wo ich hin muss. Die Ärzte-Zimmer, das Schwimmbad, Vortrags-, Gymnastik-, Ruhe- und Fitnessräume ... was weiß ich, was die Klinik noch alles aufzuweisen hat, das werde ich ja den nächsten Tagen sehen.

Zwischen 18 und 19:00 Uhr gibt es hier Abendbrot. Am liebsten würde ich nicht hingehen, aber ich muss zumindest etwas trinken. Ich überwinde meine Scheu und meine Angst vor Menschen und gehe um 17:55 Uhr runter in den Speisesaal. Zum Glück finde ich diesen gleich und irre nicht in der Reha herum, was nämlich sonst meine Begabung ist.

Eine Dame vom Reha-Personal kommt auf mich zu und führt

mich an einen Tisch – meinen Tisch für die nächsten drei Wochen. Zum Glück muss ich mir nicht jeden Abend einen Platz im Speisesaal suchen. Bin ich erleichtert! An meinem Tisch sitzen zwei Männer und eine Frau. Wir stellen uns gegenseitig vor und erzählen auch, warum wir hier sind. Die Frau ist sehr nett. Sie hatte Brustkrebs und wie ich ihre Haare verloren – gehe ich davon aus, denn sie hat ganz kurze Haare. Die beiden Männer hatten Prostatakrebs. Der eine wirkt eigentlich überhaupt nicht mehr krank. Er erzählt, dass er zum zweiten Mal in der Reha ist. Er möchte sogar länger bleiben als drei Wochen, er hofft, dass sie ihm eine Verlängerung gewähren. »Und du?«, fragt er mich nun.

»Nein! Ich will definitiv keine Verlängerung, ich bin froh, wenn ich nach diesen drei Wochen wieder nach Hause darf.«

Bernd, so heißt der Mann, ist sehr nett und fürsorglich. Als er sieht, dass ich kaum laufen kann, bietet er mir sofort an, mir etwas von dem Abendbüffet zu holen.

»Nein, nein«, sage ich aber, »das mache ich schon alles selbst, vielen Dank!«

Nach dem Abendbrot gehe ich auf mein Zimmer, die anderen wollen wohl noch ins Dorf, aber da ich sowieso nicht mithalten könnte, gehe ich nicht mit. Außerdem fragt mich auch niemand, ob ich will.

In meinem Zimmer schaue ich noch etwas fern, gehe dann schlafen – soweit ich es kann. Die Nacht wird wie immer sehr lang. Ich werfe mich in meinem Bett hin und her, finde keine Ruhe, bis ich dann irgendwann doch einschlafe.

Frühstück gibt es hier von acht bis 10:00 Uhr. Am Morgen mache ich mich in aller Ruhe fertig. Was mir in der Dusche fehlt, ist ein Sitzplatz, denn ich kann nicht lange stehen. Da sollten die Ärzte wirklich mal dran denken. Dann gehe ich in den Speisesaal. Meine Tischnachbarn sitzen bereits am Frühstückstisch. Ich bin ein ziemlicher Morgenmuffel. Ich bin froh, wenn man mich am Morgen in Ruhe lässt, also sage ich nur »Guten Morgen«, aber das war es dann auch.

Um 9:55 Uhr sitze ich dann vor der Türe des Arztzimmers. Es ist eine Ärztin, die mich dann hinein ruft. Sie nimmt mir auch gleich Blut ab – um zu überprüfen, wie meine Werte sind, sagt sie. Ich übergebe ihr die Formulare, die ich habe ausfüllen müssen.

»Die angegebenen Daten auf ihren Formularen werden wir später mit ihren Blutwerten zusammen durchgehen«, sagt sie zu mir. Sie drückt mir noch einen Zettel in die Hand, auf dem der Ablauf für die erste Woche steht. Ich werfe einen Blick darauf; meine nächsten Tage sind ausgefüllt mit Radfahren, Schwimmen, Vorträgen, Elektrostrom, Gymnastik, Fitness und Ruhepausen.

»Wenn Sie an den Vorträgen nicht teilnehmen wollen, Frau Roggenkamp, müssen Sie das nicht«, fügt sie noch hinzu. »Aber alles andere ist Pflicht. Lassen Sie sich ihre Anwesenheit bei den Terminen bitte immer von dem jeweiligen Personal abzeichnen. Haben Sie noch irgendwelche Fragen?«

»Ja«, sage ich, »ich möchte wissen, ob es etwas Spezielles gegen dieses Bitzeln und die Taubheit in meinen Händen, Füßen und Beinen gibt.«

»Außer Schmerzmitteln und Schlaftabletten, Frau Roggenkamp, kann ich Ihnen da leider nichts anbieten.«

»Nein«, sage ich, »von Schmerzmitteln habe ich definitiv

genug.« Ich erzähle ihr, wie ich auf diese Fast-Morphium-Tabletten reagiert habe.

»Na, dann bleiben für Sie nur noch Schlaftabletten, Frau Roggenkamp!«, sagt sie und überreicht mir eine Packung, die sie aus ihrem Arzneischrank genommen hat. »Probieren Sie die mal aus. Nehmen Sie aber erst einmal nur eine, wenn Sie dann immer noch nicht schlafen können, eine zwei. Etwas anderes gibt es leider nicht. Wir werden uns in den nächsten Tagen noch mal wegen Ihrer Blutwerten treffen und dann schauen wir weiter. Wenn irgendetwas ist«, sagt sie noch, »können Sie jederzeit zu mir kommen.«

Enttäuscht darüber, dass sie mir auch nicht helfen kann, stehe ich auf, gebe ihr die Hand und verlasse das Arztzimmer.

Als Erstes für heute steht der Elektrostrom auf meinem Wochenplan. Also gehe ich gleich vom Arztzimmer aus zu diesem Termin. Ich kann mir im Augenblick noch nichts darunter vorstellen. Als ich dort ankomme, bin ich auch gleich dran. Ich muss mich auf eine Pritsche setzen, mir werden an Füßen und Beinen irgendwelche Saugknöpfe angebracht, durch die dann der Strom fließt. Die Stärke des Stromzuflusses bestimme ich selbst. Das Personal stellt das Gerät an und dreht so lange an dem vorhandenen Knopf, bis ich »Stopp« sage. Die Behandlung dauert fünf Minuten.

Danach klappere ich einen Termin nach dem anderen ab – und das meist etwa bis 16:00 Uhr, manchmal auch nur bis 15:00 oder 14:00 Uhr. Mit den Ruhepausen kann ich überhaupt nichts anfangen. Es gibt einen Ruheraum, in dem irgendwelche ruhige Musik gespielt wird, bei der man abschalten und sich entspannen soll. Das war noch nie etwas für mich, so etwas fand ich schon immer ... na ja ... und so. Abschalten kann ich da jedenfalls noch nicht.

Natürlich mache ich alle Maßnahmen mit, und am meisten bringt mir das Schwimmen etwas. Zumindest habe ich das Gefühl, dass es so ist. Auch die Aufgaben im Fitnessraum machen mir Spaß, mit Händen und Beinen muss ich Gewichte anheben, damit ich wieder Muskeln aufbaue, und täglich eine Runde Radfahren. Es ändert zwar nichts an meinen Beschwerden, aber ich werde zusehends stabiler. Ich bin nach zwei Wochen körperlich nicht mehr ganz so schwach.

Wie ich es schon vorausgesehen habe, bin ich die meiste Zeit in diesen drei Wochen allein auf meinem Zimmer. Es gibt hier zwar eine große Terrasse, auf der sich alle Patienten treffen können, gemütlich einen Kaffee trinken und sich unterhalten. Manchmal gehe ich auch dahin und setze mich zu meinen Tischnachbarn vom Speisesaal. Jedoch verlassen sie meistens das Gelände, um in den Ort zu gehen, sich dort etwas anzuschauen und zu erleben oder auch um in die Kneipe zu gehen. Allein auf der Terrasse herumzusitzen, dazu habe ich auch keine Lust. Da bleibe ich lieber in meinem Zimmer und schaue Fernsehen oder gehe an meinen Laptop. Es fragt mich auch definitiv niemand, ob ich mal mit ins Dorf gehen wolle. Das hatte ich mir schon gedacht, dass die meisten mich als Belastung ansehen. Sie wollen ihren Spaß haben und etwas erleben und wollen keine Rücksicht auf eine Patientin nehmen, die für jede Strecke die doppelte Zeit braucht.

In der ersten Rehawoche besuchen mich meine Schwester und meine Mama. Wir machen einen Ausflug in den Ort, damit ich auch mal ein bisschen was anderes sehe. Auch dieses Mal freue ich mich sehr über ihren Besuch und natürlich auch darüber, mal aus dem Gebäude herauszukommen.

Petra fährt mit ihrem Wagen bis in den Ort auf einen Parkplatz, dort steigen wir aus und laufen dann ein bisschen im Ort herum. Danach essen wir in einem Restaurant zu Mittag und laufen danach wieder ein wenig. Meine Familie macht es nichts aus, dass ich so langsam laufe und für alles die doppelte Zeit brauche. Sie fragen mich, ob ich denn schon Anschluss gefunden habe und ich erzähle ihnen, dass niemand mit mir etwas zu tun haben will, weil sie mit mir eben nichts unternehmen können. Meine Mama und auch meine Schwester finden das Verhalten der Patienten mir gegenüber nicht schön. Aber ich kann es nun mal nicht ändern, ich kann niemanden zwingen, mich in meinem Tempo zu begleiten und mitzunehmen. »So sind die meisten Menschen eben«, sage ich zu meiner Mama und meiner Schwester. »Jeder ist sich in dieser Welt eben selbst der Nächste, und sei er auch selber Patient. Leider ist es ganz genau so.«

In der zweiten Rehawoche bietet mir die Ärztin anstelle der Ruhepausen an, eine Psychologin zu besuchen, allerdings nur einmal in der Woche.

»Gut«, sage ich, »ich kann es ja mal ausprobieren, wobei zwei Sitzungen mit Sicherheit nichts bringen.« Allerdings ist es immer noch besser, als in diesem Ruheraum zu sitzen, in dem ich sowieso nicht abschalten kann.

Am meisten macht mir wirklich das Radfahren und das Schwimmen Spaß. Im Wasser merke ich meine Schmerzen so gut wie gar nicht. Auch kann ich mich im Wasser am besten bewegen. Ich fahre in der Reha nicht wie die anderen Patienten mit dem Aufzug, sondern laufe jeden Tag alle Treppen, die es gibt, auch bis in mein Zimmer, das im zweiten Stock liegt, damit ich schnellstmöglich wieder zu Kräften komme. Die Gymnastik besteht darin, dass wir jeden Tag Fingerübungen machen und unsere Hände in heißem Sand wälzen. Jeden Tag stellen wir unsere Füße in eine Schüssel mit Reiskörnern und müssen darauf herumtrampeln, immer zehn Minuten. Bei dieser Übung muss ich mich zwischendurch immer wieder setzen, da ich nur noch drei oder vier Minuten stehen kann. Nach jeder Reiskörner-trampel-Stunde fragt mich der Therapeut, ob bei mir nicht endlich eine Besserung eingetreten sei.

»Nein!«, antworte ich ihm jedes Mal, »es hat sich rein gar nichts verändert.«

Als ich mit meinen Mitpatienten hier mal allein bin, frage ich sie, ob sich denn bei ihnen schon etwas durch die tägliche Übung verändert hat. »Nein!«, sagen fast alle anwesenden Patienten. »Aber was sollen wir ihm denn antworten? Wir können ihm doch nicht sagen, dass sich so gut wie gar keine Veränderung eingestellt hat.«

»Warum denn nicht?«, frage ich. »Nur so kann er doch sein Programm ändern und nach einer anderen Lösung suchen.«

»Ist doch egal«, sagen die anderen Patienten, »die Zeit hier geht auch herum.«

Mir ist das aber ganz und gar nicht egal, denn ich will wieder richtig laufen können.

Irgendwann bin ich dann mal mit dem Therapeuten allein. Während ich meine Fingerübungen mache, sage ich ihm dann, dass die anderen Patienten auch keine Verbesserung verspüren, dass sie ihm das aber nicht sagen wollen. Er glaubt mir das nicht. »Ich glaube das, was mir die Patienten sagen«, antwortet mir der Therapeut darauf.

»Na ja«, sage ich, »ich wollte Sie auch nur darüber informieren. Ich bin da eben eher ehrlich, alles andere bringt mir nämlich nichts!«

Daraufhin schweigen wir nur noch die restliche Therapiestunde. Ist mir aber egal, das ist sein Problem, nicht meines. Ich war eben einfach nur ehrlich, das ist alles.

In der zweiten Woche besucht mich auch der Rest meiner Familie – meine andere Schwester Hanne, mein Schwager und mein Bruder. Ich freue mich sehr darüber, auch wenn Hanne und ich uns immer in den Haaren liegen. Trotzdem ist es schön, sie alle zu sehen und um mich zu haben. Da bin ich nicht mehr ganz so einsam, zumindest an diesem Tag für ein bis zwei Stunden. Ich sitze mit meiner Familie auf der Terrasse, wir trinken einen Kaffee und unterhalten uns ein wenig. Wie immer vergeht die Zeit viel zu schnell und sie müssen wieder nach Hause.

Meine Tischnachbarn sehe ich in den drei Wochen nur zu den Essenszeiten oder auch ab und zu auf der großen Terrasse, auf der sie aber nie lange verweilen, da sie meistens etwas unternehmen wollen. Bernd ist während der Essenszeiten mir gegenüber wirklich immer sehr hilfsbereit. Wenn ich etwas vergessen habe, steht er sofort auf und holt es mir. Er ist wirklich ein Kavalier vom Scheitel bis zur Sohle. Schade, dass er außerhalb der Essenszeiten wegen meiner Behinderung nichts mit mir unternehmen will, genau wie meine anderen beiden Tischnachbarn natürlich auch. Wirklich schade!

Mit dem Schlafen habe ich noch immer ein ziemliches Problem, also nehme ich jetzt doch eine Schlaftablette, die mir die Ärztin mitgegeben hat. Damit schlafe ich zumindest mal drei oder vier Stunden durch, aber danach bin ich wieder hellwach, und meine Hände, Beine und Füße treiben mich wirklich noch in den Wahnsinn.

Heute habe ich meinen ersten Psychologentermin. Die Frau ist sehr nett, sie fragt mich alles Mögliche: Wie es mir momentan geht, wie es mir bei der Diagnose Lungenkrebs gefühlsmäßig gegangen ist, wie ich die Chemotherapie verkraftet habe, wie es mir seelisch geht und wie ich mit meiner Behinderung umgehe und so weiter. Außerdem sagt sie mir, dass sie gerade nur die Vertretung für eine Kollegin macht. Nächste Woche sei diese dann wieder da. Na toll, denke ich. Wie soll sich denn da eine Vertrauensbasis aufbauen? Was soll ich groß erzählen, wenn ich sie sowieso nur das eine Mal treffe? Also erzähle ich ihr nur, wie der Lungenkrebs festgestellt wurde, und dann ist die Stunde auch schon wieder herum. Sie ist zwar – wie gesagt – sehr nett, jedoch gebracht hat mir diese Stunde gar nichts. Wie denn auch, bei diesem einen Mal?

Die drei Wochen Reha-Aufenthalt gehen herum. Die meiste Zeit habe ich in meinem Zimmer verbracht, wenn ich nicht gerade bei einer Anwendung war. Wer wollte auch mit einer Behinderten privat etwas zu tun haben? Mit der konnte man ja nicht das Geringste unternehmen. Zumindest sind die Unternehmungen mit mir sehr zeitaufwendig. Ich bin heilfroh, wenn ich wieder nach Hause darf. Zu Hause ist einfach zu Hause, auch wenn ich da auch allein bin, trotzdem ist es definitiv etwas ganz Anderes. Körperlich fühle ich mich gestärkt, das muss ich zugeben. In dieser Hinsicht hat mir die Reha auf jeden Fall etwas gebracht.

Einen Tag vor meiner Abreise muss ich zu einem Abschlussgespräch, bei dem auch noch eine Untersuchung ansteht. Ich habe einen Termin beim Chefarzt der Rehaklinik. Als ich das Sprechzimmer betrete, kommt mir ein sehr netter Mann entgegen, gibt mir die Hand. »Hallo, Frau Roggenkamp«, sagt er. »Wie geht es Ihnen, was hat Ihnen die Reha gebracht?«

Ich erkläre ihm, dass mich die Reha zwar körperlich gestärkt hat, dass sich aber an meinem Herumstolpern, dem Bitzeln und den Schmerzen in Händen, Füßen und Beinen absolut nichts geändert hat. Daher will ich auch keine Verlängerung der Reha, füge ich gleich noch hinzu.

»Es kann sein«, sagt er, »dass sich da auch niemals wieder etwas dran ändern wird, Frau Roggenkamp.«

»Klasse!«, sage ich zu ihm. »Das sind ja tolle Aussichten! Dann hätte ich gerne, dass Sie mir meine Beine samt Füßen amputieren«, sage ich nun doch scherzhaft zu ihm, »damit das endlich aufhört!«

»Da irren Sie sich, Frau Roggenkamp, das würde auch dennoch nicht aufhören. Die Symptome bleiben, das sind Nervenschmerzen, die würden Sie auch trotz Amputationen spüren. Ich kann Ihnen allerdings ein sehr gutes Schmerzmittel empfehlen, wenn Sie es gar nicht mehr aushalten.«

»Nein!« protestiere ich sofort. »Das will ich nicht!«

»Ist schon gut«, sagt er, »ist schon gut. Ich habe es nur gut gemeint. Und ich wollte nur, dass Sie wissen, dass es solche Schmerzmittel gibt, die einem für ein paar Stunden Erleichterung verschaffen.«

»Wenn es soweit ist«, sage ich zu ihm, »kann ich Sie ja immer noch anrufen und nach den Medikamenten fragen.«

Wir unterhalten uns noch ein bisschen, bis er plötzlich zu mir sagt: »Frau Mueller, darf ich Sie mal etwas fragen?«

»Ja, natürlich. um was geht es denn?«

»Hatten sie während ihrer Behandlung keine Kopfbestrahlung?«

»Nein, um Himmelswillen«, rufe ich sofort aus, »dagegen habe ich mich mit Händen und Füßen gewehrt! Sie haben zwar versucht, mich zu überreden, aber geschafft haben sie es nicht. Aber warum fragen Sie?«

»Tja«, sagt der Arzt, »mir ist aufgefallen, dass Patienten, die eine Kopfbestrahlung hatten, etwas langsamer sind im Denken. Sie aber sind noch ganz pfiffig, von daher musste ich diese Frage jetzt einfach mal stellen. Außerdem ist bei diesem Krebs eine Kopfbestrahlung normalerweise ein absolutes Muss.

Als ich das hörte, ist mir kein Stein, sondern ein ganzer Felsbrocken vom Herzen gefallen! Nach dieser Information war ich nun im Nachhinein doppelt so froh, dass ich mich gegen die Kopfbestrahlung gewehrt hatte und ich bei dieser Entscheidung nur auf mein Bauchgefühl gehört habe.

»Tja«, sagt er, »dann kann ich Ihnen nur noch alles Gute wünschen!« Und er gibt mir zum Abschied die Hand. Ich stehe auf, er begleitet mich noch höflicherweise zur Tür. »Ich hoffe«, sagt er noch, »dass wir Sie nächstes Jahr hier wieder begrüßen dürfen.«

Ich lächle ihn nur an, sage nichts dazu und schließe die Tür hinter mir.

Endlich sind diese drei Wochen Reha vorbei. Nach dem Termin bei dem Chefarzt eile ich in mein Zimmer und fange schon mal an zu packen. Morgen ist es endlich so weit, ich darf wieder nach Hause.

Am Abend im Speisesaal verabschiede ich mich schon mal von meinen Tischgenossen. »Ich weiß nicht«, sage ich zu ihnen, »ob wir uns morgen früh noch sehen, bevor ich wegfahre.«

Meine Tischnachbarn hatten bis auf die Frau eine Woche Verlängerung bekommen. »Hat er dir keine Verlängerung angeboten?«, fragt mich Bernd jetzt.

»Nein!«, sage ich, »das konnte er auch nicht, denn ich habe ihm sofort den Wind aus den Segeln genommen und ihm gesagt, dass ich keine Verlängerung haben will.«

»Das verstehe ich nicht«, sagt Bernd, »hier hast du alles kostenlos, musst nichts machen, setzt dich einfach nur an den Tisch«

»Ja schon, aber lieber bin ich zu Hause in meinen vier Wänden, da, wo ich mich wohl fühle.«

Nach dem Abendbrot gebe ich allen dreien noch die Hand und wünsche ihnen nur das Beste. Dann gehe auf mein Zimmer. Wie die ganzen letzten drei Wochen auch. Dieses Mal jedoch ist es mir egal, denn es ist die letzte Nacht hier. Mein Fahrer will mich morgen um 10:00 Uhr hier abholen. Ich habe bis auf meine Waschsachen bereits alles im Koffer verstaut, auch meinen Laptop, also blieb heute Abend nur noch der Fernseher. Ist mir aber egal, die Hauptsache ist, dass es morgen nach Hause geht. Auch am letzten Abend nehme ich noch eine Schlaftablette, denn ohne ist an schlafen gar nicht mehr zu denken.

Am nächsten Morgen freue ich mich wie ein kleines Kind

auf meinen Fahrer. Nach dem Frühstück, meine Tischnachbarn sind noch nicht da, räume ich mein Zimmer, gehe runter in die Rezeption und checke dort schon mal aus. Bis mein Fahrer kommt, setze ich mich in die Lobby in einen Sessel und beobachte das Treiben hier. Viele Patienten kommen und gehen, es ist mächtig was los, hier geht es zu wie auf einem Bahnhof.

Mein Fahrer hat sich verspätet und kommt erst gegen 11:30 Uhr. Natürlich braucht er wieder den Stempel für seinen Transportschein, somit ist sein erster Gang an die Rezeption, als er die Klinik-Halle betritt. Dann begrüßt er mich herzlich, nimmt mein Gepäck und wir gehen zusammen zu seinem Wagen. Erleichtert lasse ich mich auf den Beifahrersitz plumpsen. »Endlich!«, sage ich zu ihm, der, nachdem er mein Gepäck verstaut hat, auch in den Wagen steigt. »Endlich wieder nach Hause!«

»Warum?«, fragt er mich. »Hat es Ihnen nicht gefallen? Hat es Ihnen nichts gebracht?«

»Gebracht hat es mir schon etwas, ich fühle mich nicht mehr ganz so schwach. Aber an den Symptomen hat sich rein gar nichts geändert. Das Bitzeln in Händen, Füßen und Beinen, die Schmerzen, das schlechte Laufen – alles wie gehabt. Außerdem ist es zu Hause eben doch am schönsten!«

»Das tut mir aber leid für Sie.«

Auf dem Weg nach Hause machen wir wieder eine Pause, abermals lädt mich mein Fahrer zum Mittagessen ein, was mich auch heute erstaunt. Aber er hatte ja auf der Hinfahrt gesagt, dass das zu seinem Kundenservice gehört, von daher sage ich auch nichts, bedanke mich nur.

Als wir wieder unterwegs sind, sagt er mit einem Mal: »Frau

Roggenkamp, wollen Sie nicht vielleicht umziehen, in eine Parterrewohnung, wo sie alles vor Ort haben? Dann hätten Sie auch die zehn Euro in der Woche gespart! Nicht dass ich Sie nicht gerne fahre«, sagt er, »aber es wäre doch wirklich viel praktischer für Sie.«

»Ich denke nicht«, sage ich zu ihm, »ich brauche diese wunderschöne Natur. Nur wenn es mal gar nicht mehr geht, überlege ich mir das vielleicht doch noch. Außerdem kostet so ein Umzug ja auch wieder Geld, und er ist mit Stress und Arbeit verbunden, was ich mir im Augenblick noch nicht zumuten kann.«

»Da haben Sie natürlich recht«, sagt mein Fahrer. »Im Augenblick wäre das natürlich noch nichts für Sie, aber Sie können es sich ja mal durch den Kopf gehen lassen!«

»Das werde ich.«

Bei mir zu Hause angekommen, hilft er mir, meine Sachen hoch zu tragen. Wir vereinbaren, dass wir uns wie gehabt einmal in der Woche treffen, um all die Dinge zu erledigen, die ich zu erledigen habe, und natürlich zum Einkaufen. Außerdem muss er mich ja sowieso alle drei Monate in die Klinik zur Kontrolle fahren. Er verabschiedet sich vor meiner Wohnungstür von mir. Dann schließe ich auf, stelle mein Gepäck in den Flur und bin einfach nur erleichtert, endlich wieder zu Hause zu sein.

Nun beginnt ein neuer Lebensabschnitt. Die Chemotherapie ist beendet. Was hat mir die Diagnose Lungenkrebs alles noch zusätzlich gebracht? Die Frührente, Thrombose, Taubheit in Händen, Füßen und Beinen, kaum noch laufen zu können, schlaflose Nächte, Tränen, Einsamkeit, Trauer und Schmerz.

Klinikaufenthalte und ständige Infusionen, die bakterielle Infektion und die Reha. Was sollte nun werden? So genau weiß ich das noch immer nicht. Das Einzige, was mir die Reha gebracht hat, ist die Stärkung meiner körperlichen Verfassung. Was aber nichts daran ändert, dass alles andere ist, wie gehabt. Wie sollte es also weitergehen? Ist das überhaupt noch ein Leben? An Arbeiten war bei diesen Symptomen überhaupt nicht mehr zu denken. Ich will weg von hier, überlege ich mir. Weg von diesen Menschen, die mich in den ganzen sechs Monaten kein einziges Mal besucht haben. Was hält mich hier schon, außer der wunderschönen Natur? Diese gibt mir natürlich eine ganze Menge sowie die Tiere auch, aber ich glaube, meine Zeit hier ist jetzt abgelaufen.

Die Ärzte in der Klinik haben gesagt, dass mein Lungenkrebs laut ihrer Studie immer wieder kommen kann. Und eines weiß ich jetzt ganz genau: Noch einmal lasse ich diese Hölle nicht über mich ergehen, niemals wieder. Sollte der Krebs wirklich innerhalb der nächsten fünf Jahre wiederkommen, werde ich in die Schweiz fahren, um hier um Sterbehilfe zu bitten.

Nachdem ich diese Entscheidung getroffen habe, mache ich mich erst einmal im Internet über die aktive Sterbehilfe in der Schweiz schlau, und vor allen Dingen darüber, was das kostet. Das wird für mich in den nächsten Wochen zur wichtigsten Aufgabe. Ich recherchiere und recherchiere, um all die Dinge zu erfahren, die man wissen muss. Der Spaß ist ganz schön teuer, stelle ich bei meinen Recherchen fest. Also heißt es für mich jetzt, erst einmal sparen. Nebenbei arbeiten kann ich mit meiner Behinderung nicht. Welcher Chef würde mich noch als

Bürokraft einstellen, die mit zum Beispiel jeden Satz x-mal korrigieren müsste. Ich würde vielleicht noch zur Ablage taugen, und auch dabei hätte ich durch meine Behinderung sicher Schwierigkeiten. Sie wollen leider nicht mehr immer so wie ich. Dieses extreme Bitzeln, diese Schmerzen, die Probleme beim Laufen, dieses Nicht-schlafen-Können und dann die Verzweiflung, nichts gegen all das tun zu können, außer mich von Schmerzmitteln abhängig zu machen.

Ein paar Monate sind nun nach dem ganzen Horror ins Land gegangen und an meiner Situation hat sich nichts, aber auch rein gar nichts geändert. Außer dass ich jetzt doch sehr starke Schmerzmittel nehme, weil ich es irgendwann einfach nicht mehr ausgehalten habe. Mein Körper hat sich in der Zwischenzeit an die starken Schmerzmittel (eine Vorstufe von Morphium) gewöhnt. Es ist nicht mehr, wie die ersten beiden Male, als ich mich übergeben musste und nur noch geschlafen habe.

Mit diesem Schmerzmittel ist alles leichter zu ertragen, es ändert aber nichts an meiner Situation.

Ich habe mir eine Sprachsoftware gekauft, damit ich überhaupt wieder an meinen PC gehen konnte. Meine Hände tun nicht mehr das, was ich will, und jeden Satz musste ich zig-mal korrigieren, sodass ich es dann schließlich ganz gelassen habe. Letztlich habe ich nur noch vor dem Fernseher herum gelümmelt, bis mir ein Bekannter von dieser Sprachsoftware erzählt hat. Ich muss nun einfach nur alles in das Mikrofon sprechen, die Software übernimmt das Schreiben.

Wie lange ich das alles noch aushalte, weiß ich nicht. Das

wird die Zeit zeigen. Nur eines weiß ich ganz genau: Diese Tortur nach der Krebsdiagnose lasse ich kein zweites Mal über mich ergehen, das steht für mich fest! Wer weiß, was die Chemo dann alles anrichten würde, wie viele Nerven absterben würden, vielleicht würde ich letztendlich nur noch dahinvegetieren, im Bett liegen und mich nicht mehr rühren können. Nein! Das kommt für mich definitiv nicht infrage. Niemals!

Also gibt es für mich nur noch eine Option, sobald die Ärzte zum zweiten Mal bei mir die Diagnose: bösartiges, kleinzelliges Lungenkarzinom. Bis dahin heißt es für mich jetzt sparen, sparen, sparen – für die Schweiz.